医療現場の人間関係につまずき
「ナース向いてないかも…」
と思う前に試してみたい

コミュ力アップ術25

コミュニケーショントレーニングネットワーク®
統括責任者・主席講師／岸事務所代表
岸英光 監修

Newとらる co.代表
山本美保 著

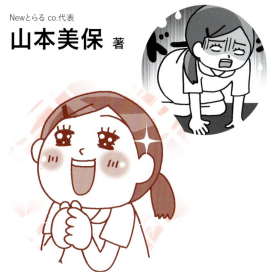

メディカ出版

監修のことば

　コミュニケーションは「苦手！」「面倒！」「疲れる！」。さらに「時間がかかる」し、「どうせわかってはもらえない」し、「下手にかかわってこじれるくらいなら波風を立てないのが得策だ」し。そもそも「口は災いのもと」「言うと角が立つ」って昔から言うじゃない？　それなのに研修では、聴いてくれない上司に「報連相」、やれわがままな患者に「傾聴」だ、やれ使えない後輩に「コーチング」だのって、ただでさえやることがいっぱいなのに、そんなのやっていられないし！　だいたいこっちからコミュニケーションをとらなくたって、上からは「ああしろ！　こうしろ！」、患者や家族からは「ああして！　こうして！」、部下からは「どうしましょう？」の嵐。いつの間にかわけのわからない派閥争いみたいなものに巻き込まれて、「病気を抱える人を援助するために看護師になったのに、なんで人間関係なの！？」「私、看護師に向いていないのかな？」「こんなはずじゃなかった！」「もう限界！」……。

　とまあ、ここまでで一つでも「そうそう！」と思った方は、ぜひ本書を読み進めてください。

　そもそも「コミュニケーション（communication）」とはなんでしょうか。
「会話」？　　　だとしたら「カンバセーション（conversation）」
「対話」？　　　だとしたら「ダイアログ（dialog）」
「情報伝達」？　だとしたら「インフォメーション（information）」
「意思疎通」？　だとしたら「インタラクション（interaction）」
と、じつはすべて別の言葉があるのです。だとしたら？

　もしかしたら、そもそも「コミュニケーション」がなんなのかを知らないでいるのではないでしょうか。

コミュニケーションというものが本当はあなたを「楽に」「軽やかに」「自由に」し、「力づけ」「生き生き」とさせてくれるものだとしたら？ 自転車に乗る感覚で、一度使えるようになったら無意識に使えるものだとしたら？ 無理なくあなたと周りの人たちを伸び伸び成長させてくれるものだとしたら？ それこそがじつはコミュニケーションの本質なのです。

「パラダイムシフトコミュニケーション®」という分野があります。これは、「パラダイム」という、人や組織がとらわれている価値観の枠組みから解放して、人や組織が本来もつ能力や資質を自然に発揮することで感性や感覚が育ち、軽やかに行動し大きな結果を出していくことができるように「シフト（移行）」するコミュニケーションセンスのことです。本書を読むことで、実際に多くの医療現場で「人がやめなくなった」「自然に残業が激減した」「ミスやトラブルがなくなった」「クレームが減った」といった成果を生んでいるセンスをつかんでいただくことができます。もちろん仕事だけではなく、子育てから自己成長まであらゆる場面で使えます。

コミュニケーションをしんどいものから最高の味方にしましょう！ そして、生命を救い癒すという尊い使命を担うあなた自身が、いつも最高の状態でいられるようにしてあげてください。

2019年2月

コミュニケーショントレーニングネットワーク®統括責任者・主席講師／岸事務所代表

岸英光

はじめに

　本書を手に取ってくださり、ありがとうございます。

　学生時代や社会人として働きはじめたころの自分を振り返ると、コミュニケーションが苦手で、人間関係につまずいていました。「こんなことを言ったらどう思われるかな」と相手の顔色をうかがい本音を話せず、「私はそうは思わない」けれど波風が立たないようにと自分を主張せず、「こうしたらどうかな」とがんばって周りに気をつかっているつもりなのにうまくいかず……。挙げ句に「胃が痛い」「頭が痛い」「よく眠れない」と体調不良に陥り、憂うつな日々を過ごしている時期がありました。大なり小なり、こんな経験は誰にでもあるのではないでしょうか。

　「このままでは耐えられない」「なんとかしたい」「自分が変わりたい」と思って探し出したのがパラダイムシフトコミュニケーション®です。そこで学んだコミュニケーションセンスは、単なるスキルに留まらず、もっと奥深いレベルから私を変容させてくれました。やっていることは簡単で、"観察して試す"だけのことなのに、いつの間にか「自分が話したいことを言って伝わっている」「自分が生きたいように生きている」と、それまで出せなかった自分を表現し、しかも自然に周囲の人と調和していて、どんどんと楽に過ごせるようになっていきました。とくに私が身につけたのは、生きかたの本質に作用するセンスでした。

　このセンスを身につけるポイントは、①観察することと②試すことの2点のくり返しです。そのときに、頭で考えて理解しようとするのではなく、自分の感性や感覚をフルに使って感じながら行動するのです。たったこれだけのことをするだけで、自転車に乗るようにセンスが身につくのですから、試す価値があります。

　本書は、メディカ出版の月刊誌『透析ケア』に、2017年1月号から2018年

12月号までの2年間、連載させていただいた記事を編集および加筆して仕上げました。本にするにあたり、章立てにしていろいろなコミュニケーションセンスを紹介しましたが、それぞれのセンスは、その場面でしか活用できないものではなく、人生のどの場面においても応用して幅広く活用していける優れものです。

「ま、いいか」「それほど困っていないし」「なんとかなっているし」とそのままにしてきたことや避けてきたこと、跨いできたことが、場所が変わっても、相手が変わっても、くり返し起こっていないでしょうか。

コミュニケーションをすこしトレーニングするだけで、自分の秘められていた能力がどんどん発揮されていきます。みなさんの能力は、精いっぱいやっているように見えても、本当はまだまだそんなものではありません。いつ終わりがくるかわからない命、自分で自分を制限しないでください。本書で紹介するコミュニケーションセンスをみなさんの人生でご活用いただけたら、私も最高にうれしいです。

2019年2月

Newとらる co.代表
山本美保

医療現場の人間関係につまずき
「ナース向いてないかも…」
と思う前に試してみたい

コミュ力アップ術25

Contents

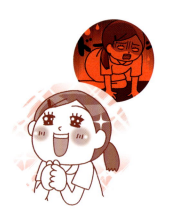

監修のことば ……………………………………… 2
はじめに …………………………………………… 4
本書に登場する人物 ……………………………… 10

第1章 自分も周りも居心地のよい人間関係を築く

1　「怖そう」と言われるのは目が笑っていないから
　【ノンバーバルコミュニケーション】………… 14

2　「ちゃんと聴いてる!?」と言われない方法
　【いっしょにいる】……………………………… 19

3　「疲れた」と言う相手に励ましは禁物
　【受け取る】……………………………………… 25

4 賛成できなくても聴くことはできる
【共感】 ……………………………………………… **30**

5 本人のいないところでヒソヒソ話、
そこから生まれるものは?
【ゴシップ】 …………………………………………… **37**

6 なぜその道を選んだの?
自分の選択を見つめると見えてくること
【意図】 ……………………………………………… **44**

7 言わなきゃ伝わらないけど、言ってもうまく伝わらない?
【Intentionalメッセージ】 ……………………… **50**

8 せっかくほめてあげたのに、
相手にムッとされたのはなぜ?
【認める】 …………………………………………… **58**

9 「がんばろう!」その応援は誰のため?
【パートナーシップ】 ……………………………… **66**

10 離れていても、目配り気配り心配り
【含む】 ……………………………………………… **72**

11 イライラしたときこそ一呼吸
【怒りの感情を味わう】 …………………………… **77**

第2章 物事がうまく進む・取り組むことが好きになる

1 言っていることと行動がチグハグなあの子
【あんぽんたんサイクル】……………………………………… 84

2 「私にはできない！」
その一言がみずからの限界をつくっている
【パラダイム】……………………………………………………… 90

3 なんでこんなことが!?
マイナス感情が思わぬミスをひき起こす
【抵抗】……………………………………………………………… 99

4 あ〜パニック！ あっぷあっぷした状態は伝染する
【アップセット】…………………………………………………… 105

5 とらされるものではなく、みずからとるもの
【責任】……………………………………………………………… 111

6 ないことを勝手に想像して落ち込む悲劇のヒロイン
【分別】……………………………………………………………… 117

7 「できない」「無理だ」からはなにもはじまらない
【可能】……………………………………………………………… 123

8 物事がどんどんできちゃう"やる気⇔行動"の好循環
【バイタリティのサイクル】……………………………………… 128

第3章 なりたい自分に近づく

1 あの人、あのコトに影響されて変わる私
   【エンロール】 …………………………………… 136

2 過去に引きずられすぎない！
   過ぎ去ったことには潔く決別を
   【完了】 …………………………………………… 142

3 「こうなりたい」と願う未来の自分の姿が
   いまの行動を変える
   【ありかた】 ……………………………………… 148

4 脱・他人任せ！ 進む道は自分で決める
   【自分次第】 ……………………………………… 153

5 自分に起こることがいまの自分に必要なコトを
   教えてくれる
   【世界からのメッセージ】 ……………………… 158

6 未来の自分のために、未来の自分をいまここで宣言する
   【コミットメント】 ……………………………… 163

おわりに ……………………………………………… 170
索引 …………………………………………………… 172
監修者・著者紹介 …………………………………… 174

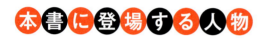

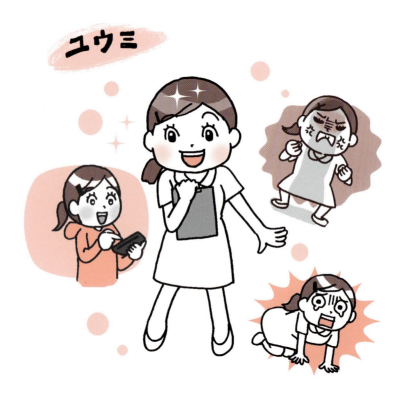

看護学校を卒業後、総合病院の手術室に4年間勤務したのち、透析室に配属となる。現在、透析室経験5年目。手術室とガラッと雰囲気が変わり最初はとまどったが、患者さんと日々接するうちに、透析看護の奥深さに魅せられた。地域の看護研究会に参加した際、特別講師だったコーチが紹介していたコミュニケーションセンスが実践的で、もっといろんなセンスを知りたいと思ったことから、現在はコーチの個人セッションを受けている。

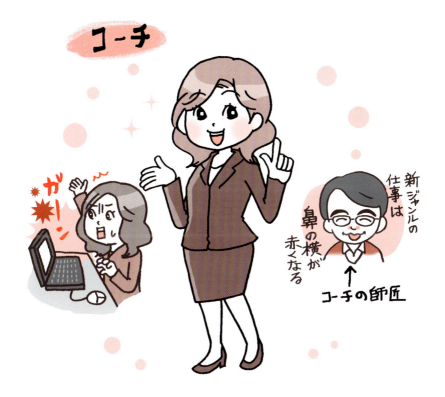

OL時代、社内外のいろいろな人とやりとりをするなかでコミュニケーションの重要性に気づき、コミュニケーション研究に目覚める。OLから一念発起してコーチとして独立。現在は、病院をはじめ企業や学校などさまざまな機関で「一人ひとりがその人本来の能力を発揮できる」コミュニケーションセンスを紹介している。癒やし系のやさしい雰囲気だが、その雰囲気で時に厳しい言葉を放つ。そんなコーチのファンはユウミをはじめ多数。

第1章

自分も周りも居心地のよい人間関係を築く

「怖そう」と言われるのは目が笑っていないから
【ノンバーバルコミュニケーション】

透析室勤務5年目のユウミは、誰にでも正しいと思うことはしっかりと伝え、立ち居振る舞いにも気をつけて自分では完璧と思っていました。しかし、同僚や患者さんから見たユウミの印象はすこし違うようです。

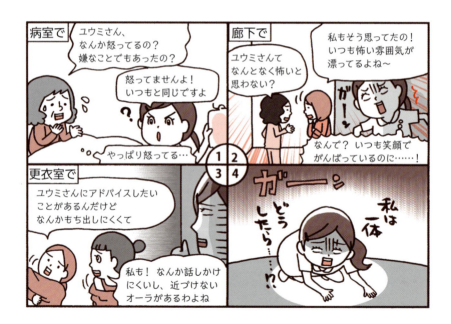

- 🧑 コーチ！ 私、みんなに怖いって言われているんです！ ひどいと思いません？ こんなに笑顔で元気にがんばっているのに……。
- 🧑 そうね……。ユウミさん、そこの鏡の前に立って、自分をよく見てみて。
- 🧑 （鏡の前に立つ）
- 🧑 笑ってみて。
- 🧑 （鏡の前で思い切り笑う）

- 🧑 そのままの笑顔で、口元を手で隠してみて。
- 👩 あっ、怖い……。
- 🧑 口角は思い切り上げているけれど、目が笑っていないのと、視線が強いわね。
- 👩 ……。
- 🧑 それに姿勢がよすぎて、どちらかといえば肩が反りぎみで堂々としているでしょう。威圧感があるのよね。顎もちょっと上がりぎみだし。
- 👩 笑顔って、口角を上げるだけじゃだめなのですね。それに相手をしっかり見ようと思って目に力を入れていたのが、仇になっていたなんて……。私、がんばってよい姿勢でいようと思っていたけれど、反りぎみで偉ぶっているように見えていたんですね……。
- 🧑 うん。自分ではよかれと思っていたのに、残念ね。あと、ユウミさんは元気がよすぎて、話している言葉の語尾が強いかも。早口だしね。
- 👩 そういえば私、ふつうに話しているつもりなのに「けんか売っているの？」って言われたことがあります……。
- 🧑 語尾が最後まではっきり聞こえるのは聞き取りやすいけれど、スタッカートのように強く言われると、言葉を投げつけられている感じがするのよね。
- 👩 この前、師長に怒られたときも、反省しているのに「ふてくされているでしょ」と言われて、腹が立ったことがあったんです。
- 🧑 ユウミさん、いつも堂々としているでしょう。それが人には反省していないように見えるのかもね。
- 👩 う〜ん。見た目の雰囲気や声の調子も影響していたのですか……。
- 🧑 そうよ。人はね、言葉の意味だけじゃなくて、見た目の雰囲気が与える影響が圧倒的に強くて、そのほかにも耳から伝わる影響も大きいといわれているの。だから、自分の見た目がどんなふうに人に影響を与えているか、鏡を見て客観的に知っておくことも大事だし、自分の話しかた、声の調子、スピードなどもどうか、ふだんの自分を観察しておくことが大事なのよ。
- 👩 そうですか。こんなふうに大きな鏡で全身をよく見たら気づきました。今度、人と話しているときに録音させてもらって、自分の話しかたを聴いてみます。
- 🧑 そうね。それはよいアイデアね。鏡の前でも立ち姿だけでなく、歩いている姿や座っているときの姿、笑顔、ふつうの顔など、いろいろな動きや表情も観察してみるといいわね。人って、自分が思っている自分と、他人が感じている自分が違ったりするからね。
- 👩 はい、ありがとうございます！やってみます！
- 🧑 Good！ しっかりね！

言葉以外の要素がコミュニケーションに与える影響は大きい

　私たちはコミュニケーションというと、言葉（会話や文字など＝verbal(バーバル)）を想像しがちですが、言葉以外の要素（＝non-verbal(ノンバーバル)）がコミュニケーションに与える影響はじつはとても大きいのです。とくに第一印象や、あまり話したことがない人に与える影響は大きいため、そのことを知っておく必要があります。

視覚的情報と聴覚的情報

　言葉以外のコミュニケーションの要素として、①視覚的情報（見た目、身だしなみ、姿勢〈図1〉、しぐさ、表情〈図2〉、視線など）と、②聴覚的情報（声のトーン〈高低〉、声の大きさ、声の質〈太細〉、話すテンポなど）があります。視覚的情報というのは、目に見えるところから入ってくる情報です。そして聴覚的情報というのは、耳から入ってくる情報です。

1. 視覚的情報の例：視線

　たとえば「相手の目を見て話しましょう」と言うと、ずっと相手の目を見たまま視線を外さずに話す人がいます。しかし、片時も視線を外さずに話すと、聴いている人はとても疲れます。基本は相手の目を見て話していても、適度に視線を外してあげることも必要です。また、相手をしっかり見すぎて

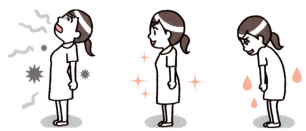

図1　姿勢のポイント
肩が反りぎみで顎が上向きだと、堂々としすぎて威圧的な印象を与える（左）。一方、猫背で下向きの姿勢だと、自信がなさそうで暗い印象となる（右）。正しい姿勢で笑顔であれば、元気な雰囲気で信頼感も増す（中央）。

図2 笑顔のポイント

左3人は目が笑っておらず、右3人は目が笑っている。口角は、「下がっている」「そのまま」「上がっている」の3種類があり、目と口角の組み合わせで笑顔の印象が異なる。目が笑っていて口角も上がっている場合（イラスト右端）、相手に与える印象はもっともよくなる。

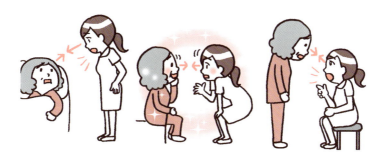

図3 目線が相手に与える印象

相手を見下ろしている目線では、相手は話し手を威圧的に感じる（左）。一方、相手を見上げている目線では、相手は話し手を生意気に感じる（右）。相手と同じ高さの目線にすることで信頼感が増す（中央）。

眼力が強すぎると、相手をにらんでいる印象になります。やさしい眼差しで相手を見ることを心がけましょう。

さらに、相手と同じ高さの目線で話すのと、相手の目線より高い位置から話しかけるのと、相手の目線より低い位置から話しかけるのとでは、それぞれ相手に与える印象は異なります（図3）。自分でそれぞれの目線を体験すると、相手の感じかたに気づけるでしょう。

2. 視覚的情報の例：距離感

相手との距離感も大事です。「パーソナルスペース」といって、他人に近づかれると不快に感じる距離感が人それぞれにあります。これは人によって感

じかたが違うため、適切な距離も異なります。近すぎず遠すぎず、その人との関係性を築くうえで適切な距離感を感じ取りながら近づくことが大事です。また、相手の体に触れることで親近感が増すこともあれば、不快に思われることもあります。どう感じるかは人によって異なり、そのときのその人の状態にもよるため、つねに相手の反応を見ながら接することが大切です。

3. 聴覚的情報の例：声

　ここで電話での対応を思い出してみてください。電話で声を聴いていると、相手の状態が伝わってきます。「やさしそう」「性格がきつそう」「機嫌がよさそう」「不機嫌そう」など、十分に感じることがありますね。聴覚的情報でつくられるイメージもコミュニケーションに大きな影響を与えます。

　したがって、視覚的情報と聴覚的情報を意識したうえで、言葉を用いてコミュニケーションを図りましょう。目の前の人にとって自分がどんなふうに映っているのか、どう感じさせているのか、相手を感じながらコミュニケーションを取ります。

4. そのほかの技法：ペーシング

　そのほかにも「ペーシング」といい、相手の呼吸を感じて、相手の呼吸のスピードに合わせる技法もあります。これは、急いで早口で話している人には同じような速さで話し、ゆったりと話している人にはゆったりとした速さで対応することをいいます。相手にこちらから合わせることで、対話が自然に進みます。またそのときに、区切りのよいところでうなずいてあげると、「私はあなたの話をしっかり聴いていますよ」というサインになります。ただ、うなずきすぎにも気をつけましょう。

　これらのコミュニケーションセンスは、いろいろな人を観察し、自分で実際にやっていくなかで身につきますので、ぜひ試してくださいね。

「ちゃんと聴いてる!?」と言われない方法
【いっしょにいる】

ある日、ユウミは患者さんと同僚に話しかけられました。それぞれと話しているあいだにぽんやり考えごとをしていると、「ちゃんと話を聴いているのか」と問い詰められてしまいました。

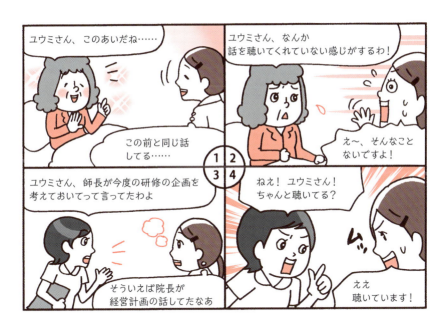

- 🧑 コーチ、私、「話を聴いてくれていないように感じる」とか、「ちゃんと聴いてる?」って言われることが続いているんです。
- 🧑 ふ〜ん、そうなんだ。
- 🧑 自分ではちゃんと聴いているつもりなのに、そんなふうに言われて心外なんですよね……。
- 🧑 そっかあ。ねえ、ユウミさん。いま、私の前から「いなくなった」ことに気づ

🧑 いている？
👩 は？　コーチ、なにを言っているんですか？　私、コーチの目の前にずっと座っているじゃないですか！
🧑 うん、確かに身体は座っているよね。でも、「心外なんですよね……」って言って、その後、自分の心の中の世界に入っていったでしょ。
👩 ん？　そう言われれば、「なんかショックだったなあ」って自分の気持ちを感じていました。
🧑 ね。そのときは目の前の私を感じて「私といっしょにいた」んじゃなくて、ユウミさんは自分の気持ちといっしょにいたのよ。
👩 コーチが言っていること、よくわかりません。
🧑 うん。わかるまで説明するね。コミュニケーションの基本は「相手といっしょにいる」ことなの。
👩 相手といっしょにいる……。
🧑 そう。目の前にいる人の、いまの状態をしっかり感じていっしょにいるのよ。たとえば私はいま、ユウミさんと話をしているとき、ユウミさんが感じていることを感じようとしていっしょにいるの。それはわかる？
👩 はい。
🧑 そのときにもし私が「腰が痛いなあ」と自分の身体のことを考えたり、「ユウミさんになんて言ったら伝わるかなあ」と次のセリフを考えたり、「このままユウミさんに伝わらなかったらどうしよう」って思ったり、「ユウミさんってAKB48の柏木由紀ちゃんに似ているなあ」って柏木由紀ちゃんをイメージしたりしていたら、私はそのとき、ユウミさんといっしょにいるのではなくて、私の身体感覚や私の思い、私の考え、私のイメージといっしょにいることになるのよ。
👩 ふ〜ん。
🧑 人はね、瞬間瞬間で、いっしょにいたりいなかったりをくり返しているの。
👩 はあ……。
🧑 だから、ユウミさんが患者さんから話しかけられたときに、その患者さんをしっかり感じていっしょにいるのではなくて、その患者さんが以前に話していた内容を思い出していると、いまいっしょにいるんじゃなくて、過去を振り返って、そのなかにいることになるのよね。
👩 確かに。
🧑 そして、人は、いまの自分といっしょにいてくれていないことを感じると、「この人はなんか私の話を聴いてくれていない」と感じるものなのよ。
👩 なるほど。

🧑 ユウミさんも、目の前の人に話しているのに、「なんかこの人、私の話を聴いてくれていない」と感じた経験はない？
👧 あります。私が一生懸命話しているのになんか上の空だったりして、どこか物足りなく感じていました。
🧑 でしょ。人にはね、相手が「いっしょにいる」「いっしょにいない」を敏感に感じる能力があるのよ。
👧 そっかあ。
🧑 そしてね、その能力を自分で磨いていけば、自分が相手と「いっしょにいる」「いっしょにいない」も、自分で感じることができるようになるの。
👧 どうやって？
🧑 簡単なのよ。相手の話を聴いているときに「いっしょにいる」ことを意識してみること。でもまたすぐに、自分の考えなどに意識がフラフラしてしまうから、気がついたらすぐに「いっしょにいる」ことを意識していると、だんだん自然と「いっしょにいる」ことができるようになってくるから。そうすると、相手も「いっしょにいてくれる」と思ってくれるはずよ。
👧 わかりました！ 練習してみます。
🧑 ユウミさん、いましっかり「いっしょにいた」わね！
👧 やったあ♪
🧑 Good！ しっかりね！

「いっしょにいる」というセンス

「いっしょにいる」というセンスは、「いっしょにいる」時間が長ければ、より「いっしょにいる」感覚が満たされるかというと、そうではありません。たとえば、Aさんに1時間話を聴いてもらったけれど、聴いてもらった感じがしない。一方で、Bさんに話を聴いてもらったのは5分だけなのに、自分の言いたかったことをわかってもらえた気がする。このような経験がありませんか？ つまり、時間が長ければ「いっしょにいる」感覚が強くなるわけではなく、「いっしょにいる」という感覚は、単に時間の長短では計れない感覚だということです。

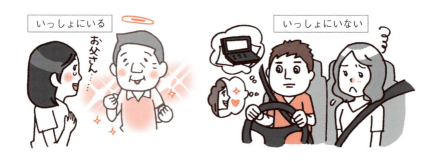

　また、物理的に相手の隣にいれば「いっしょにいる」ことになるのかというと、そうでもありません。たとえば、大好きな彼が運転する車の助手席に乗っていて、手を伸ばせば届く距離にいるのに、「彼はいま、いっしょにいない」と感じてさびしくなってしまったことはありませんか？　あるいは家族で一つ屋根の下で暮らしていると、身近な存在ゆえに「いっしょにいる」「いっしょにいない」をより繊細に感じてしまうかもしれません。

　私の父は約10年前に亡くなりましたが、父が亡くなってからのほうが、私といっしょにいてくれている感覚が芽生えました。父が生きているうちは、そんなことを感じたことはなかったのですが……。こうやってみると、「いっしょにいる」というのは、単に物理的に隣にいることではなく、その人の存在のあるなしにかかわらず、"感じる"センスなのかもしれません。

ただ「いっしょにいる」

　私たちは、相手の話をしっかり聴いているつもりでしっかり聴いていないことが多いものです。相手の話を聴いているうちに、自分の身体感覚や思い、考え、イメージなどが浮かんできて、相手とただいっしょにいることができなくなり、相手の話が聴けなくなったりします（図）。このことが悪いというのではなく、人はいっしょにいたりいなかったりすることがある、ということを知っておくことが大事なのです。ずっといっしょにいることは不可能です。いっしょにいられなくなることは、あることなのです。だから、自分が

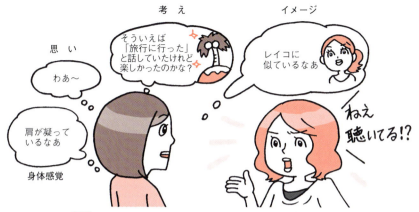

図 いっしょにいることができていない場合の自己の状態

相手といっしょにいることができていない場合、人は自分の身体感覚（肩が凝っている、体が重い、緊張しているなど）や思い（ゲッ、わぁ〜、嫌だなど）、考え（今度の休みはどこに行こう？、あのお店のケーキを買おう、レポートを出さないとなど）、イメージ（昔こんなことがあったなあ、○○に似ているなあ、子どものころに住んでいた家みたいなど）といっしょにいることになる。

いま、いっしょにいるのかいないのかを自分でつかめるようになってくると、いっしょにいたほうがよい瞬間にいっしょにいることができるようにもなります。

いっしょにいることでコミュニケーションははじまる

　みなさんは相手から何度も同じ話をされた経験がありませんか？　たとえば患者さんが「あのね、このあいだね……」と何度も同じことをくり返し話しているかもしれません。そんなとき、こちらは聴いているつもりで、じつはその患者さんといっしょにおらず、ほかのことを考えていたりします。そのため、患者さんは何度も同じことを伝えてくるのです。つまり相手がくり返し同じ話をしてくるときは、自分がしっかり相手といっしょにいて相手の話を聴いているのかどうかに自分自身が気づけるチャンスでもあります。また、口数の少ない人が話しはじめるときは、自分がそこにいっしょにいることができたときかもしれません。こんなふうに、相手の状態から、自分がいっし

ょにいるのかいないのか、自分を観察することもできます。

　お互いに「いっしょにいる」空間では、コミュニケーションがはじまります。たとえば相談を受け、はじめて会うクライアントといっしょにいることができたとき、相手は本当に話したいことを話しはじめます。人はどうでもよい話であればいつでも話をはじめられますが、本当に話したいことに関しては意外と口が重かったりします。

　まずはこちらが「いっしょにいる」ようにしましょう。そうすると、相手もただそこにいることができるようになります。みなさんも、相手がいっしょにいてくれていない空間では、ただそこにいることは困難でしょう。相手といっしょにいるからこそ、相手の存在に気づくことがあります。「いっしょにいる」センスは、信頼関係を育むために必須です。ぜひみなさんも「いっしょにいる」とはどういうことなのかを探究して、身につけていってください。

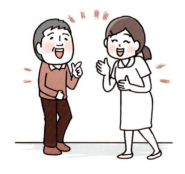

「疲れた」と言う相手に励ましは禁物
【受け取る】

今日は血液透析を長く続けている患者Aさんの透析日です。ユウミが話しかけると、Aさんは「透析を続けたくない」と言い出しました。ユウミは必死に説得を続けますが、Aさんはまったくユウミの話を聴いてくれません。

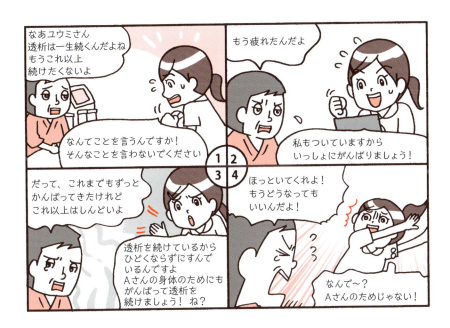

- コーチ、聴いてくださいよ！ Aさんたら、透析を続けたくないとか、病院に来たくないって、そんなことを言い出すんですよ！
- Aさんは、透析を続けたくないとか、病院に来たくないって言っているのね。
- そうなんです。しまいには「もうどうなってもいい」とか、投げやりになってしまって、自分のことなのに困ります。
- 困っているのね。ユウミさんは、Aさんにどう対応したの？

🧑 Aさんが透析を続けたくない、病院にも通いたくないって言い出すから、まず「そんなことを言わずに、いっしょにがんばりましょう」って伝えました。それから、「透析を続けているから大きな症状は出ていないけれど、一度でも透析をスキップすると、水分や老廃物が溜まって苦しい症状が出てくるんですよ。そんなふうになったら困りますよね」と言いました。

👩 そしたらAさんはなんて？

🧑 「もうどうなってもいい」って、開き直っちゃって。私がこんなに一生懸命になっているのに、本人がちっともやる気になってくれなくて……。

👩 そっかあ。ユウミさん、一生懸命にがんばっているのね。ただ、Aさんの気持ちもわかるかも。

🧑 え？ どういうことですか！？

👩 だってユウミさん、ちっともAさんの気持ちに寄り添っていないもの。

🧑 そんなことありません！ 私はAさんのことを真剣に考えているから、こんなに一生懸命に伝えているんですよ。それなのに、コーチひどい！

👩 うん、あのね、私が伝えたいのは、ユウミさんは一生懸命にAさんのことを思って伝えているけれど、Aさんの気持ちと噛み合っていないのが残念なのよ。

🧑 Aさんの気持ちと噛み合っていない？

👩 そう。だって、Aさんは「透析を続けたくない、病院にも通いたくない」って言っているのに、その気持ちをユウミさんはちっとも受け取っていないもの。

🧑 そんなの当たり前です！ 透析を続けないと、命にかかわります！

👩 そうね、もちろん、Aさんには透析を続けてもらうことがなによりも大事よね。だからこそ、Aさんの「透析を続けたくない、病院にも通いたくない」っていう気持ちをまずはただ受け取ってあげることが大事なの。

🧑 そんなことをして、病院に来なくなったらどうするのですか？

👩 もちろん、病院には来てほしいわよね。ただ、人は、自分の気持ちをまずは受け取ってほしいものだから。そして、自分の気持ちを受け取ってくれる人の話は、聴いてみようと思うものなのよ。ユウミさんだって、自分の気持ちをちっとも聴いてくれない人の話は聴く気がしないでしょう。

🧑 確かにそうですね……。

👩 まずは相手の気持ちをしっかり受け取るところからはじめてみて。自分の気持ちをしっかり受け取ってもらえたと感じられたら、その人も次の段階へ進むことができるから。

🧑 はい、わかりました！ やってみます！

👩 Good！ しっかりね！

相手を「受け取る」ことがコミュニケーションの第一歩

　私たちは、人の話を受け取って聴いているようで、じつはできていないことが多いものです。とくに自分の意に反することに関しては、受け取れない人がほとんどでしょう。たとえば、患者さんから「リハビリを続けたくない」と言われたとき、みなさんはどう対応しますか？「どうしてリハビリを続けたくないのですか？」と原因を探ろうとしたり、「先生の許可をもらうまで、あとすこし続けてからにしませんか？」と提案したり、「そんなことを言わずにがんばってください。○○さんならがんばれますよ！」と励ましたりしていないでしょうか。あるいは、「リハビリをしないと、元どおりにはなりませんよ」と脅してみたり、「リハビリをするのは○○さんのためじゃないですか」と注意してみたり、「リハビリを続けているから快方に向かっているのですよ」と現状維持を勧めてみたりしていませんか。相手によかれと思ってそれぞれの考えかたや評価、価値観から対応していると思います。これらの対応は、相手が言っていることをしっかり受け取って聴いた後であれば効果はありますが、相手が言っていることを受け取る前に伝えても、かえって逆効果であったりします。

　みなさんも自分に置き換えて考えてみてください。たとえば「疲れた〜」と言ったときに、「どうして疲れたのですか？」と原因を探られたり、「睡眠時間をもうすこし増やしたらどうですか？」と提案されたり、「そんなことを言わずにがんばってください。○○さんならがんばれますよ！」と励まされたりしたらどうでしょうか。あるいは、「疲れたなんて言っていたら、査定に響くわよ」と脅されたり、「これくらいで疲れたなんて言っていたらだめでしょう」と注意されたり、「仕事があるだけ幸せでしょう」と現状維持を勧められたらどう感じるでしょうか。まずは自分の「疲れた〜」という気持ちをしっかりと受け取って聴いてほしいと思いませんか？　自分の言っていることをしっかり受け取って聴いてもらえたと感じたら、次に相手が話す言葉も聴けると思いませんか。

コミュニケーションにおいては、相手のことをまず「受け取る」ということが、相手とかかわる第一段階として大切です。

「受け取る」と「受け入れる」「受け止める」の違い

　ここで、「受け取る」と「受け入れる」「受け止める」という似たような言葉の違いを説明しましょう（図）。

1. 受け入れる

　「受け入れる」という聴きかたの場合、相手は「自分の言ったことに同意してもらえた」と思い、聴いたほうも聴いたことに対してなんとかしてあげようと抱え込むため、相手は自分が言ったことをしっかりと聴いてもらえたと感じることが多いでしょう。しかしこの聴きかたは、じつは相手が言ったことをただそのまま聴いているのではなく、自分の色をつけて聴いてしまっていたり、相手に「この人がなんとかしてくれる」という依存を生みがちです。それにどんなになんとかしてあげようと思っても、結局は相手のことはその本人にしかどうすることもできず、自分ががんばるぶんだけ疲弊し、バーンアウトする要因にもなります。気をつけましょう。

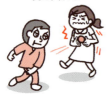
受け入れる

相手が投げたボールをミットも使わず身体で止めるイメージ。自分の中に入れ込み、自分ごととしてしまう感じ。相手と自分との境界線がなく、相手の要求をのむようなイメージ。

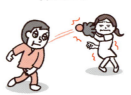
受け止める

相手が投げたボールを目の前で両腕を突き出して捕球するイメージ。自分からすこし離れたところで自分のものとして取る感じ。相手とのあいだに壁をつくる可能性があり、距離感が生まれる。

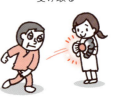
受け取る

相手が投げたボールをちょうど自分の胸の位置に構えたミットで捕球するイメージ。そして、受け取ったボールを相手のものとしたまま、手中にただキープする感じ。相手との適切な距離感が存在する。

図　「受け入れる」「受け止める」「受け取る」の違い（文献1より作成）

2. 受け止める

「受け止める」という聴きかたでは、相手は自分が言ったことをあまり聴いてもらえていないと感じ、不満が出ます。みなさんも、自分が一生懸命に話しているのに、「なんかこの人、私の話を聴いてくれていない」と感じることがありませんか。人はそういうことは敏感に感じ取るものです。そして、相手のことをしっかりと理解していないにもかかわらず、自分勝手な色をつけて、相手のことを理解したつもりになっていることがあります。「受け止める」聴きかたを続けていると、相手への理解が深められず、相手からの信頼も得られず、関係性は発展しません。

3. 受け取る

「受け取る」という聴きかたは、相手が言っていることに自分の色をつけず、相手が言っているままにただ受け取ることをいいます。相手が言っていることを受け取ると、そのことに同意したことになるのではないか、または許可したことになるのではないかなどと思うかもしれません。これは「受け取る」ことと、「同意する・許可する」ことを混同してしまっているからです。相手の話を受け取って聴いて、同意するかどうか、許可するかどうかはそのあとに決めればよいのであり、別の段階です。まずは相手が言っていることを「受け取る」ことから関係性ははじまります。

おおよその人は、相手が言っていることに反射的に自分の色をつけて聴いています。相手が言っているまま、何も足さず何も引かずに受け取るには、すこしトレーニングが必要でしょう。コミュニケーションは、実際にコミュニケーションをしていくなかでその能力が育っていくため、みなさんも意識してトレーニングをしてみてください。

引用・参考文献

1) 山本美保ほか. "コーチングセンスの10の機能". 生活習慣病診療に役立つ受容と和みのコーチング：コーチングセンス10の対応法. 岸英光監修. 京都, クリエイツかもがわ, 2015, 81.

賛成できなくても聴くことはできる
【共感】

ユウミは、来院した患者さんたちといつものように会話をしていました。しかし、ある患者さんの話にはなにも気にせずに返答できるのに、別の患者さんの話にはうまく返事ができず、困ってしまいました。

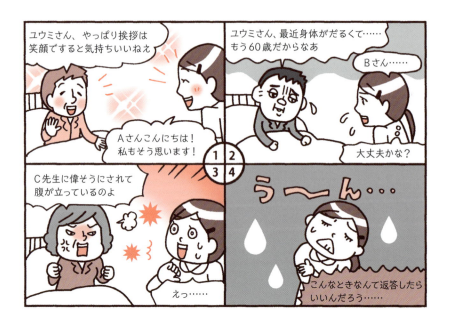

🧑‍⚕️ コーチ、私、すぐに返答できるときと、なんて返答したらいいかわからなくて困ってしまうときがあるんです。

🧑‍⚕️ ふ〜ん、どういうことがあったの？

🧑‍⚕️ はい。このあいだ、患者さんから「C先生に偉そうにされて、腹が立っているのよ」って言われたんですけれど、私から見ると、C先生は全然偉そうじゃなくて、腰の低いていねいな先生なんです。だから、そんなことを言われたのが

意外でびっくりして、なんて言っていいかわからなくて、言葉が出てこなかったんです。
- そんなことがあったの。
- はい。だって、「C先生は偉そうじゃないですよ」って患者さんにすぐに言い返しそうになったんですけれど、そう言うと、患者さんの言っていることを否定するようで言えなくて……。
- うん。確かに間髪入れずにそのセリフで返すと、相手が言っていることを否定しているような感じがするわね。
- はい。かといって、私、C先生のことを偉そうだなんて思っていないのに、「そうですね」なんて嘘も言えないし……。はあ、こんなときはどうしたらいいんでしょう？
- 嘘が言えないところは、ユウミさんの素敵なところね！
- ありがとうございます！ でも、そのためにふだん困ったりすることがあるんですよね。
- 嘘は言わなくていいのよ。
- じゃあ、どうしたらいいんですか？
- ユウミさんは、自分が相手と同じ意見でないときの返答に困っているのね。
- そうです。同じ意見だと「私も」って言えるけれど、同じ意見じゃないと「私も」とは言えないじゃないですか。
- そうね。みんながみんな同じ意見であるはずはないから、困るよね。限られたことにしか返事ができなくて。
- そうなんです。
- ユウミさん、相手の話を聴くときに共感して聴いていないのよ。
- いえ、私、共感して聴いているつもりです。
- あのね、"共感"と"同感"を混同しているんだと思う。
- えっと、「私もそう思う」っていうのが共感ですよね？
- それは同感ね。
- やだ！ 共感しているつもりだったけれど、同感だったんですね。
- そう。共感は、「あなたはそう思うのですね」というふうに聴くのよ。
- おお。主語が違うのですね。
- そうよ。この聴きかたなら、自分と同じ意見じゃない人の話も聴けるから、どんな話にでも対応できるわよ！
- はい、わかりました！ 私、これからは共感で聴いてみます！
- Good！ しっかりね！

「聴く」ということ

コミュニケーションは「きく」ことが大事だといわれますが、まず「きく」ということについて探究していきましょう。

「きく」を漢字でみてみると、次のような違いがあります。
- 聞く：物理的に聞こえてくる感じ
- 聴く：「きこう」という意識をもって聴く
- 訊く：訊ねる、問いただす

また、「きく」を英語でみてみると、次のような違いがあります。
- 聞く：hear
- 聴く：listen
- 訊く：ask

「相手の話をききましょう」というときは「聴く」です。その人がなにを伝えようとしているのか、相手に注意を向けて、しっかりと聴くのです。私たちコーチは、相手の話を聴いています。そして、相手のことをもっとよく知りたいという思いから、質問をして、相手を知ろうとするのです。

「共感」と「同感」の違い

「相手の話を共感しながら聴きましょう」というのは、さまざまな場面で求められます。ただ、この「共感」を勘違いしている人が多いのです。

「『共感』とはどういうことだと思いますか？」と尋ねると、「ともに感じることです」と答える人が多いです。確かに漢字ではそう書きますね。では、「『ともに感じる』とはどういうことですか？」と尋ねると、「『私もそう思います』と感じること」と答える人がこれまた多いのです。しかし、「私もそう思います」というのは、自分も相手と同じように思うことですから、「同感」です。「同感」とよく似た言葉に、「同情」「同意」「理解」がありますが、それらは「共感」とは異なります（図1）。

「共感」というのは、「○○さんは〜ですね」と、相手がそうであることを

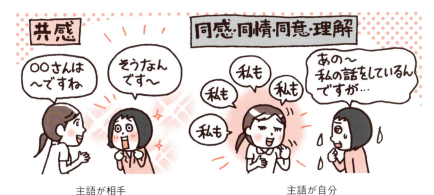

図1 共感と同感・同情・同意・理解の違い

受け取る（25ページ参照）ことです。したがって、相手と私が同じでなくても、相手のことを受け取って聴くことができます。この聴きかたはたいへん便利です。なぜならば、自分と意見が違う人の話でも、自分の知らない世界の話でも、しっかりと聴くことができるからです。

　ここで冒頭のマンガの例を考えてみましょう。「最近身体がだるくて……。もう60歳だからなあ」と話すBさんに対して、たとえ自分は「60歳はまだ若い」とBさんと違う考えであっても、まずは「Bさんは60歳だから、最近身体がだるいのだと思われているのですね」と共感して受け取ります。また、「C先生に偉そうにされて、腹が立っているのよ」と言う患者さんに対しては、たとえ自分と違う感じかたであっても、「Dさんは、C先生に偉そうな対応をされて腹が立っておられるのですね」と共感して受け取ります。

　まずはしっかりと相手の考えや感じたことを共感で受け取ると、相手は、自分が言ったことを「聴いてもらえた」「わかってもらえた」と感じることができます。そして、その後にどうして相手がそう考えているのか、感じたのかを質問したり、自分の考えや感じていることを伝えたりするとよいのです。

共感で相手の気持ちに寄り添うことの大切さ

たとえば患者さんのなかには、「痛い」とか「しんどい」を連呼する人がいるかもしれません。あまりに「痛い、痛い」と言われると、「大丈夫ですよ」と言って対応することもあるかもしれませんが、そんなときにこそ「痛いのですね」と、相手の痛みに寄り添うことが大事です。相手は、十分にわかってもらえていないと思うからこそ、連呼するのです。「痛み」や「しんどさ」は目に見えませんし、その計りかたも人それぞれですが、相手が感じた「痛み」や「しんどさ」に寄り添うことが大事なのです。

そしてなかには、自分の話を同感で聴いてほしい人もいます。相手に「私もそう思います」と言ってもらって、「ねっ、そうでしょう！ そう思うでしょう！」と仲間をつくろうとする人や、相手に同感してもらうことでホッとする人もいます。もちろん、自分もそう思うことであれば、同感してあげればよいのです。しかし、自分がそう思わないときは、同感ではなく、共感で対応しましょう。無理な同感は相手に不信感を与えますし、自分のストレスにもなります。

また、どんなに同感したとしても、その人の気持ちはその人以上にはわからないものです。そのことを知ったうえで、その人の気持ちをもっとよくわかろうと、共感で相手の気持ちに寄り添おうとすることが大事なのです。みなさんも「共感」と「同感」の違いを意識しながら、相手の話を聴いてみてください。

相手が言葉にしていない気持ちに共感することもできる

時には、相手の言葉にならない、言葉にできない気持ちに共感することも大事です。

私の実体験として、こんなことがありました。講師業をはじめたときに、声が急に出なくなったのです。風邪を引いたわけでもないのに、ある日突然、声が出なくなりました。小さな声さえ、まったく出ないのです。突然のこと

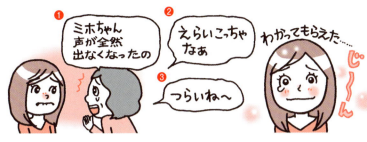

❶ 事実を確認する共感
❷ 相手が話した気持ちを確認する共感
❸ 相手が言葉にしていない気持ちを汲み取る共感

図2 共感の段階

にショックを受け、筆談で母にそのことを伝えると、「早く病院に行きなさい」と言われました。病院に行くと、医師は「大丈夫ですよ。1週間くらいすれば声は出ますよ」と話しました。母も心配してくれているし、医師も私を安心させようとしてくれているのはわかります。でも私は、とても孤独で不安な状態でした。

そんなとき、同居していた祖母が「ミホちゃん、声が全然出なくなったの。えらいこっちゃなあ。つらいね〜」と、いまにも泣き出しそうに言ってくれたのです。祖母のその言葉を聴いたときに、「あっ、ここに私のことをわかってくれる人がいる」と思い、フッと心が軽くなって、涙が出そうになりました。祖母は、私が言葉にできないでいた私の心を汲み取って言葉にしてくれ、まさに最高の共感を示してくれたのです。

共感にも段階があり、まず「これこれこういうことがあったのですね」と、事実を確認する共感があります。さらに「こういうお気持ちだったのですね」と気持ちを確認する共感があり、言葉にしていない相手の気持ちを汲み取る最高の共感があります（図2）。

共感するという段階を踏むことで、相手の本質に近づく

いちいち共感しなくても、「どうしたのですか？」と手っ取り早く質問をし

たらよいのに、と思う人もいるかもしれません。忙しくて時間がなかったり、することが山積みであったりすればなおさらでしょう。ただ人は、自分が言ったことをそのまま共感して受け取ってもらえることで、安心して、さらにその奥にある自分の気持ちをもち出すことができるのです。その受け取りがないと、自分の奥にある深いところのことはなかなかもち出しにくいものです。共感することは、「この人にならもち出しても安心」というサインになります。そうすると、相手はどんどん自分のなかにあることを自由に話し出してくれるのです。

相手が話したい本質というものは、相手の話を聴いていくなかであきらかになります。相手の本質に近づくためにも、共感するという段階を踏んでみましょう。

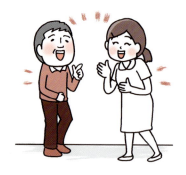

本人のいないところでヒソヒソ話、そこから生まれるものは？
【ゴシップ】

最近、病院内でユウミのことを悪く言う噂が広まっており、それはユウミの耳にも届くようになりました。誰かに咎められるようなことはしていないのに悪者呼ばわりされて、ユウミは嫌気がさしてきました。

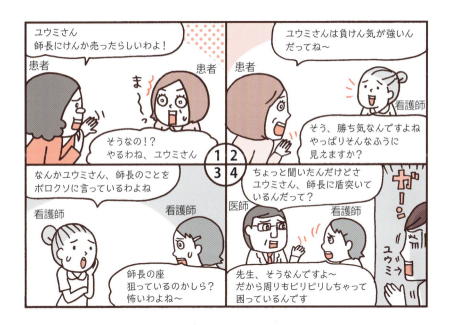

- 🧑 コーチ！ 私、院内で噂の的になって、とっても嫌なんです！
- 👩 あらっ、なにがあったの？
- 🧑 院内のあちこちで、私が師長にけんかを売ったとか、師長に盾突いたとか、いろいろなことをいろんな人に言われて……。事実とは違うことが広まって、傷ついているんです……。
- 👩 まあ、そうだったの。

😊 うちの病院、噂話だらけで嫌になっちゃう。
😊 ユウミさん、噂とゴシップを混同しているようだけれど、それはゴシップね。ゴシップというのはね、「組織を腐らせる最高のコミュニケーション」って言われているの。
😊 そうなんですか？
😊 そうよ。たとえば、私がユウミさんがしたことや言ったこと、つまりユウミさんの言動に対して言いたいことがあったとするでしょう。「どうしてそんなことをするの？」って聞いたり、「次はどうするつもりなの？」って意向を尋ねたり、「それはまずいからやめたほうがいいよ」って訂正を求めたりしたかったとしたら、私は誰に言えばいい？
😊 ん？ 私じゃないですか？
😊 そうよね。ユウミさん自身に直接言えばいいよね。ユウミさんの言動に対して責任がとれる人、つまりユウミさん本人に話すのが原則よね。
😊 はい。
😊 もしユウミさんが上司の命令でどこかへ行って、先方に「君じゃ話にならない」って言われたら、誰に相談する？
😊 えっと、私の上司？
😊 そう。ユウミさんが組織の人間として上司の命令で代理で行ったのなら、それに対して責任をとるのは上司だから、上司に相談するわよね。
😊 はい。
😊 こんなふうに、私たちはその人の言動に対して責任がとれる人に話をすればいいのに、そうじゃない人につい話をしてしまったりする。それがゴシップなのよ。
😊 なんか、そんなことばっかりのような気がします。
😊 そうね。本人に直接言えばよいことを、つい「ねえねえ○○さん、□□さんたらこんなことをするのよ〜」って言ってしまったりするのよね。
😊 わあ、私もついやっちゃっています……。
😊 でしょ。よく気がついたね。
😊 えへへ（照）。
😊 まずはゴシップに気づくところからはじめてみて。そして、ゴシップにのらない。これを自分がするだけでも、ユウミさんの周りのゴシップが減るから。そして、ゴシップが減ると人間関係や職場の雰囲気がどう変わるか、観察してみてね。
😊 はい、わかりました！ やってみます！
😊 Good！ しっかりね！

ゴシップは対象を滅ぼす

ゴシップは、「その人の言動に対して責任のとれない人に話をすること」と定義します。醜聞、流言・放言・デマ、噂とゴシップの違いを図に示します。

たとえばAさんが師長だったとします。そして、B副師長とC副師長がいたとします。A師長がいないところで、「A師長、また新しい目標を立ててたじゃない。この前掲げた目標もそのままなのに、いったいなにを考えているのかしら。困るわよね」と、B副師長がC副師長に話したとしましょう。これがゴシップです。「なぜ、また新しい目標を立てたのですか？」とA師長に直接尋ねるべきなのに、本人のいないところで話をしているのはゴシップです。

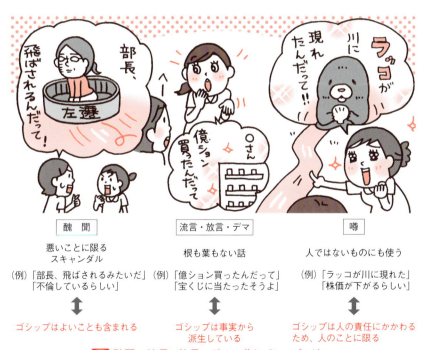

図 醜聞、流言・放言・デマ、噂とゴシップの違い

ここでB副師長とC副師長が話をしていたように、A師長がなにを考えているのかがわからず、スタッフ全員が困っていたとしましょう。そのような状況でB副師長とC副師長がA師長の問題点をコソコソと話していたとしても、A師長は問題を改善することができますか？　もちろん、できません。それは、A師長の知らないところで会話がなされているからです。

　では、A師長に改善すべき点がなかったとしましょう。B副師長とC副師長がしっかりとA師長の話を聴いていなかっただけだとしたら、A師長には非がありません。それなのに、A師長に非があることになっています。そのため「A師長がなにを考えているのかわからないようないい加減な人だから、目標が達成できない」というように事実がねじ曲がっています。つまり、A師長に非があっても訂正できないし、非がなくても、B副師長とC副師長の会話では、A師長に非があることになってしまうのです。

　この会話で誰が最初に滅ぶと思いますか？　A師長ですよね。つまり、A師長のまったくあずかり知らないところで起こっている会話で、A師長が評価を落としたり、スタッフからの信頼をなくしたり、A師長が間違っているというようなことになってしまい、A師長が滅んでしまうのです。

ゴシップにより滅びるのはゴシップの対象だけではない

　事態はこれだけでは終わりません。このゴシップを言い出したB副師長を考えてみましょう。A師長のいないところで、C副師長に「A師長のこういうところがおかしいと思わない？」と漏らし、それにC副師長も同調したとします。するとB副師長は、C副師長が自分の言ったことに賛同してくれたと感じ、C副師長を自分の味方だと認識します。さらに、自分が言っていることはこの組織の問題点でA師長が訂正すべきことであり、自分がそれを指摘・解明しようとしており、それにほかのスタッフも賛同している、つまり自分がリーダーであるかのように錯覚し、自分がまるでコミュニケーションの中心にいるかのように感じてしまうのです。

　ところが、たとえばC副師長は、A師長のゴシップをしてきたこのB副師

長に自分の大事な話や秘密などを伝えられるでしょうか。伝えられませんよね。こんなゴシップをするB副師長のことをC副師長は警戒するし、信頼できません。結局は、B副師長も滅んでいるのといっしょです。

さらに続きがあります。次はC副師長を考えてみましょう。B副師長から「A師長は困るわよね」と言われ、それに同調してしまったことで、C副師長はA師長に対して後ろめたさを感じているかもしれません。ゴシップに同意してしまったことでバツの悪さを感じているのです。もしくはB副師長の情報を真に受けて、A師長との関係を切ったり、深かった関係を変えてしまうかもしれません。それに、これから結べるかもしれない人間関係をも断ってしまうかもしれません。つまりはB副師長のゴシップに振り回されて、C副師長もコミュニケーション不全に陥っているのです。この時点でC副師長も滅んでいるのと同じです。

ゴシップにかかわるすべての人が破滅に向かう負の連鎖

ゴシップにより破滅するのは、ゴシップの当事者だけではありません。C副師長が、B副師長から聞いたA師長のゴシップを心の奥深くに沈めておける人ならよいですが、思わず「B副師長から聞いたんだけれど、A師長がこのあいだ言っていたことってやっぱり問題で、とんでもない話なのよ」などと周囲に話したとします。すると、ここで負の連鎖が起こります。「悪事千里を走る」のことわざのごとく、数日もしないうちに多くの人がこの会話に加わることになります。そして、「A師長はやっぱり問題で、このあいだのことはこうでああだからいけないんだ。うちの組織はだからだめなんだ」という話をみんながこぞってするようになります。そうすると、この時点で全員が"ゴシップ仲間"になります。ゴシップ仲間は、ゴシップで話が盛り上がっているため、まるでお互いの人間関係ができているかのように錯覚し、また、組織の問題点に関して議論をしているため、まるでなにかに取り組んでいるかのような幻想に陥ります。しかし実際には、誰かがなにかに本当に取り組んでいるわけではありません。そしてもっと言うならば、この関係はすべて

ゴシップ仲間の関係であるため、お互いのことを信頼せず、ここにいない人の話をただおもしろおかしくしているだけの架空の人間関係なのです。同志のように錯覚しているだけで、結果的には全員がこのゴシップに汚染されています。つまり、ゴシップを聞いてゴシップに加わる人もまた、滅んでいるのと同じなのです。

組織を腐らせるゴシップに気づくことからはじめよう

　まさにゴシップというのは、こうして組織を腐らせる最高のコミュニケーションなのです。しかもこのゴシップに侵されると、人は妙な心理状態になります。たとえばB副師長とC副師長のゴシップの例では、2人は一見「A師長にはもっと的確な指示ができる師長になってほしい」と前向きに話しているようにも聞こえます。しかし2人とも心のなかでは、「A師長には変わらず、このままでいてほしい」と思っているのです。どういうことか説明しましょう。

　組織がうまくいっていないのは、A師長のせいになっています。「A師長に問題点があり、それが改善されないからみんなが困っている」のに、A師長が問題点を改善して、それでも組織の問題がよくならなかった場合、今度は自分たちがきちんと仕事をしていないからだと、自分たちの問題になります。そのことを2人は恐れているのです。人は自分が問題に直面したくないため、問題が起こると、自分たちの問題ではなく、他者のせいにしておこうとするところがあります。そのため、ある日A師長が「私はこういうところを改善しようと思うの」とでも言い出せば、「いえいえ、A師長はいまのままで十分ですよ」というように、みんなでA師長を現状にとどめておこうとする行動をとるなど、おかしなことが起こるのです。

　みなさんも自分の職場を観察してみてください。「あの上司はああだ」「うちの組織はこうで、ここがいけない」などとみんなが言っていませんか？ みんなでワイワイ言っていると、自分が問題に影響を与えている感じがするし、問題に取り組んでいる気がします。しかし実際には、ただ話しているだけで

す。実際に問題の責任のとれる人に話さなければ、物事は動きません。もしくは、自分が物事に責任をとって行動するかです。その人に話をしないし、自分はなにもしないのでは、結果として、いつまでも問題は続いていくのです。そして、自分が至らない部分や自分がやり切れていない部分、十分でない部分はその問題のなかに隠そうとしたりするのです。

　どうですか？　心当たりはありませんか？　まずはゴシップに気づいて観察してみてください。

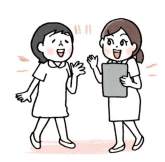

なぜその道を選んだの？
自分の選択を見つめると見えてくること
【意図】

ユウミは、患者さんから透析を続けることの意味を問われたり、同僚から退職しようとしていることを聞かされたりしているうちに、自分のこともよくわからなくなってきました。

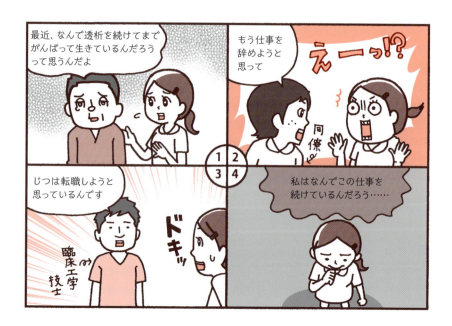

- 🧑 コーチ、私、なんで仕事を続けているのか、自分でもよくわからなくなってきたんです。
- 👩 そうなんだ。なにかあったの？
- 🧑 最近、私の周りの人が仕事を辞めるとか転職したいって言い出したり、患者さんまで、透析を続けていることに疑問をもつ方がおられて……。
- 👩 ふ〜ん。

- 働きはじめたころは仕事を覚えることに必死で、毎日があっという間に過ぎていったんです。それが最近では、仕事に慣れてきて、毎日同じことのくり返しのような日々が続いていて、私、こんな毎日を続けていていいのか、よくわからなくなってきたんです。
- そっかあ。ユウミさん、看護師になった意図を聴かせてくれる？
- 意図？
- あんまり聴いたことがない言葉かな？
- はい。
- 「意図」という言葉は、英語ではintention（インテンション）というの。簡単にいうと、「方向性」とか「軸」くらいの意味よ。
- 方向性？ 軸？
- 「どうして看護師になりたかったのか」とか、「看護師になってなにをしたかったのか」とか、「どんな看護師でありたいか」とかね。
- う〜ん。私は祖母が長く入院していて、そのときに看護師さんがよくしてくれて、家族みんなが担当の看護師さんにとても感謝していたんです。だから、人の役に立てて、それが喜ばれてお給料がもらえるって、素敵な仕事だなって思ったんです。
- そうだったんだあ〜。
- はい。だから苦手な専門の勉強もがんばりました。
- 本当ね。看護師さんは専門の勉強をして、そのうえ、国家試験にも受からないといけないものね。
- はい。
- 専門の勉強をがんばって、看護師さんになったのね。
- そうでした。あのときは必死だったなあ。
- うん。で、実際に看護師さんになってみて、どう？
- 気の抜けない瞬間は多くて仕事はたいへんだし、まだまだ学ぶことはあるし、それに人間関係で疲れることもあるけれど、患者さんの笑顔を見られたとき、「この仕事をやっていてよかったなあ」って思うんです。
- そうなんだ。ユウミさんにとって、たいへんなこともあるけれど、やりがいのある仕事なのね。
- はい！ そういう意味では、私、なりたい職業につけて、毎日充実しています。なぜ看護師を目指したかを思い出して、そのことに気づけました。これからも、わからなくなって不安になったら、原点に戻って意図を思い出せばいいんですね。
- Good！ しっかりね！

第1章 6 なぜその道を選んだの？ 自分の選択を見つめると見えてくること【意図】

「意図」とは

みなさんは「意図（intention）」という言葉をどんな意味で使っていますか？「意図がある」と聞くと、「なにか裏がある」とか「作為的」と感じるのが一般的ですね。しかし、パラダイムシフトコミュニケーション®のなかで使う「意図」とは、「方向性（ベクトル）」のようなものです。企業の場合は「経営理念」です。人の場合は、「自分が何者でどこに向かって生きることを喜びとする人なのか」、すなわち「生き（る）がい・命の使いがい」になります。パラダイムシフトコミュニケーション®のなかでは、意図はどの要素よりもパワフルで、その人のありかたになる部分でもあります。

「意図」を探る

では、どのようにして自分や相手の意図に気づけばよいのでしょうか。たとえば、あなたが友だちと食事に行く場合を例に説明します。

「じゃあ、友だちと食事に行くことによって、いったいなにを創り上げようとしていますか？」という問いかけに答えていきます。「友だちとの会話を楽しむ」→「友だちとの会話を楽しむことによって、いったいなにを創り上げようとしていますか？」→「気分転換」→「気分転換をすることによって、いったいなにを創り上げようとしていますか？」→「自分が楽しむ」→「自分が楽しむことによって、いったいなにを創り上げようとしていますか？」→「ストレス解消」→「ストレス解消をすることによって、いったいなにを創り上げようとしていますか？」→「周りの人にも優しくする。かなあ」→「周りの人にも優しくすることによって、いったいなにを創り上げようとしていますか？」→「その人たちを力づける」→「その人たちを力づけることによって、いったいなにを創り上げようとしていますか？」→「そのまた周りの人たちを力づけられれば」……というのがずっと続いていきます。この問いかけを続けることによって、自分がなにを創り出したいのか、その方向性があきらかになり、自分の意図に気づきます。

問いかけの「創り上げようとしていますか？」という表現は、ふだんは使わない表現ですね。パラダイムシフトコミュニケーション®では、ふだん使わない表現をあえて使って、その人に意識的に取り組んでもらったり、違和感を感じてもらったりもします。人はその違和感に引っかかり、その聞いたことがない言葉から新しく考えはじめるからです。それに、「創り上げようとしていますか？」だと、主体が自分になり、未来のことになるので、前向きな取り組みに意識が向きます。

　たとえば、「あなたは仕事に行って、なにを創り上げようとしていますか？」と尋ねられると、「患者さんにすこしでも笑顔の時間をもってもらいたいと思います」などの答えが出てきますが、同じような質問でも「なぜ、あなたは仕事に行くのですか？」と問うと、「えっと、働かないと生活に困るからです」や「職場に迷惑をかけるからです」などの返事になります。「なぜ？」という質問に対しては、意識が外的要因などに向きがちなのです。

　そして、質問に答えるときは、頭で考えて話すのではなく、口に任せて話すような感覚で直感で答えるのがポイントですし、誰かに答えてもらうときも、そのようにしてもらうとよいでしょう。

　「『意図』することがそんな未来につながっている」と知っているのと知らないのとでは、同じ最初の行動をするにしても、やりがいが変わってきます。やりがいを感じていれば、結果が違ったり、できなかったことができたりすることがあります。ぜひ試してみてください。

意図によって進む方向が決まる

　ここに、将来的には個人病院で看護師として働きたいと思いながら受験勉強に取り組んでいる5人がいるとします。しかし、それぞれの思い、つまり意図は違うようです。

Aさん：ナイチンゲールを尊敬しているの。だから、体が弱って苦しい状態の人を力づけられる存在になりたい。

Bさん：安定した暮らしがしたい。福利厚生もしっかりしていて、身分が守

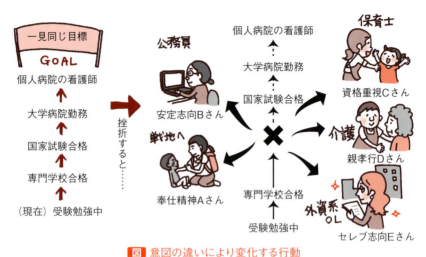

図 意図の違いにより変化する行動

られている仕事がいいの。

Cさん：いつでも転職できる力を身につけたい。こんな不安定な社会なので、なにかあってもすぐに転職できる資格を取りたい。

Dさん：親の老後に役立てたい。親が弱ってきても、自宅で最期まで面倒をみて、親を安心させてあげたい。

Eさん：高収入の人と結婚したい。だから、比較的高収入な医師との出会いが多い職場で働きたい。

その意図の違いが現れるのは、じつはある目標がついえたときです。たとえば、看護師国家試験に合格しなかったとしましょう。そうすると、次のようなことが起こるかもしれません（図）。

Aさん：戦地に赴き、負傷した人たちを救う活動に参加するかもしれません。

Bさん：今度は、公務員試験に励むかもしれません。

Cさん：さらに保育士の資格を取ろうとするかもしれません。

Dさん：覚悟を決めて、介護の勉強をはじめるかもしれません。

Eさん：思い切って、外資系の金融機関に仕事を求めるかもしれません。

私たちの人生は目標の連鎖であり、意図によって、次に選ぶ目標が違ってきます。意図は、どれがよい・悪いではなく、その人の軸のようなものであり、次の行動に向けて自分を引っ張っていってくれる原動力となるのです。意図は、意識するとか念ずるとかではなく、ただそう生きることなのです。意図は、どこまで行っても到達点にはたどり着かないかもしれないですが、立ち止まって振り返れば進んでいるし、目標を達成していたりします。たとえば地球環境の保全を意図に、毎日ごみを拾う人がいたとして、その人の行動で地球上のすべてのごみがなくなるわけではありません。しかし、確実にその人の行動は実績となりうるのです。

　ぜひみなさんも自分の意図を探り、意図に沿った行動を試してみてください。そして、患者さんや周りの人たちの意図を引き出し、意図につながる行動の価値をいっしょに探ってみてください。そうすることで、あなた自身も、患者さんや周りの人たちも力づけられることでしょう。

引用・参考文献

1) 山本美保ほか. 生活習慣病診療に役立つ受容と和みのコーチング：コーチングセンス10の対応法. 岸英光監修. 京都, クリエイツかもがわ, 2015, 160p.

言わなきゃ伝わらないけど、言ってもうまく伝わらない？
【Intentional メッセージ】

ある日、ユウミは患者さんや同僚、医師と会話していましたが、なぜかやりとりがギスギスしてしまいました。ささいな会話をしていただけなのにイライラした雰囲気になり、ユウミは困ってしまいました。

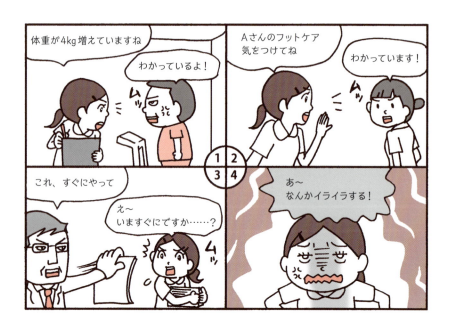

- はあ……。職場の雰囲気が悪くて。
- ふ〜ん。どんな感じなの？
- ただ体重が増えた事実を言っただけなのに患者さんにムッとされたり、同僚が忘れないように、よかれと思って言葉をかけてあげたのに感じの悪い反応をされたり。だから「気分が悪いなあ」と思っていたら、先生からいきなり「これ、すぐにやって」って言われて……。私も忙しいのに！

- そうなんだ。
- そうなんです。もうイライラして！ やる気もなくなりました……。
- 確かにね。人は、他人に「あーして、こーして」って言われると、そうしたほうがよいことであっても、気が乗らなかったりするのよねえ。
- そうですよ！ 先生がこっちの状況もお構いなしに偉そうに言うのが悪いんです。私は別に、他人に「あーして、こーして」なんて言っていないのに。
- ユウミさんには、そのつもりはなかったのね。
- え？
- 患者さんや同僚は、ユウミさんの言葉の裏に、指示や命令を感じたのかもしれないなと思って。
- う〜ん。私の言いかたが悪かったっていうことですか？ でも、ほかにどんな言いかたをしたらいいんでしょう？
- どういう意図で言っているのか、自分の気持ちとともに伝えると、相手が自主的に動いてくれたりするのよ。
- ……。意図は前に習いましたね。
- そう。たとえば、「ユウミさん、これすぐにやって」って言われるのと、「ユウミさんには、ぜひ新人のお手本になってもらいたいんだ。ただ、ユウミさんは仕事がていねいなぶん、処理が遅くなるときがあるよね。だから、書類などはていねいかつ手際よく処理してもらえると、新人にも一目で違いがわかって、ユウミさんを目標にしやすいと思うんだ。そうなると、僕もうれしいよ」って言われるのでは、どう？
- 気恥ずかしいけれど……。あとの言いかたで言われたほうがうれしいし、「やろう！」と思えます。
- ね。どんなふうに伝えるかによって、相手の行動が違ってくるの。だから、伝えかたも大事なのよ。
- そうですね……。私は、患者さんの体重が増えたことを責めたかったんじゃなくて、患者さんを心配していただけなんです。でも、それをきちんと言葉で言わなかったから、伝わらなかったのかも。同僚に言葉をかけたのも、Aさんの肌がデリケートなので気になっただけだし。
- うん。ユウミさんが本当に伝えたいことが伝わるといいわね。
- はい。これからは伝えかたにも気をつけてやってみます！
- Good！ しっかりね！

第1章 7　言わなきゃ伝わらないけど、言ってもうまく伝わらない？【Intentionalメッセージ】

Intentional メッセージとは

相手に自分の意図を伝えるメッセージを「Intentional（意図的な）メッセージ」といいます。Intentional メッセージには、①背景・意図・ビジョン、②具体的事実・行動、③具体的影響、④偽らざる気持ち、という4つの要素があります。これを、コーチがユウミさんとの会話のなかで例に挙げた医師の発言に当てはめると、次のようになります。

①ユウミさんには、ぜひ新人のお手本になってもらいたいんだ。─背景・意図・ビジョン

②ただ、ユウミさんは仕事がていねいなぶん、処理が遅くなるときがあるよね。─具体的事実・行動

③だから、書類などはていねいかつ手際よく処理してもらえると、新人にも一目で違いがわかって、ユウミさんを目標にしやすいと思うんだ。─具体的影響

④そうなると、僕もうれしいよ。─偽らざる気持ち

これを見て、「まどろっこしい」「面倒くさい」「いちいち言っていられない」と思う人もいるかもしれません。もちろん、毎回この形式のメッセージを伝える必要はありません。ただ、①③④は言わないと相手にはわからないことだと理解しておくことが必要です。同じ思いをもちながらも、省略して「（新人のお手本になるように）手際よくやってね」とだけ言うと、言われた相手が受ける印象はまったく違うものになる可能性があります。「ふだんの人間関係がよいから大丈夫」「そんなに悪く受け取られることはない」と思うかもしれませんが、本当にそうでしょうか。自分の親子関係や夫婦関係などを思い浮かべてみてください。どんなによく知っている相手でも、よく知っているからこそ、「そんな言いかたをしなくてもいいのに（怒）」「エスパーじゃないんだから、わかるわけがない」と思うことはありませんか。逆に、本音を隠すくせに、気持ちを察してくれないとすねたり不機嫌になったりする、面倒くさい人間のことを、最近は「察してちゃん」と呼んだりするようです。

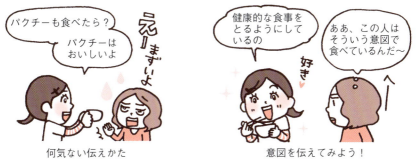

図1 何気ない伝えかたと意図を伝えたメッセージの違い

言葉にして伝えないと伝わらないことがあります。言葉にして伝えることを面倒くさがらずに、一度試してみてください。

Intentionalメッセージの特徴

　Intentionalメッセージは、相手に指示をしたり、相手を方向づけたり、相手を評価したりするものではありません。自分にあることだけを伝える、という特徴があります。

　たとえば「パクチーも食べたら？」とか「パクチーはおいしい」と言われると、「まずいよね」と反発する人もいるでしょう。しかし、「私はパクチーが好き」と言われると、言われた側は「ああ、この人はパクチーが好きなんだな」と思うだけで、聴くときの抵抗が少なくなるのです。そこに「私、健康的な食事をとるようにしているんです。パクチーはビタミンが豊富で、アンチエイジング効果もあって体がすっきりするので、パクチーが好きなんです」と言われると、パクチーに挑戦してみようと思いませんか？　もしくは、すこしぐらいパクチーが料理にのっていても、取り除かないでおこうと思うかもしれません（図1）。

　そして、Intentionalメッセージでもっとも重要なことは、どういう「意図」（44ページ参照）でそのメッセージを伝えているのかを伝えることです。意図を伝えるからこそ、互いの関係性が構築され、その意図に沿った結果をつ

くっていくことができます。意図を伝えることを重視したメッセージであるからこそ、「Intentionalメッセージ」というのです。

自主性を引き出し、取り組みが続くメッセージ

　影響力の大きいリーダーは、Intentionalメッセージの4つの要素を前述の順番で話す比率が非常に高いといわれています。①〜④の順番で話されると、相手は、人から言われているのに受動的ではなく能動的になり、主体性をもちます。相手が自分事として受け取って、自主的に考え、一歩踏み出しやすいメッセージなのです。

　そして、このメッセージのかたちが、相手の自主性を高めることにも役立ちます。コーチが例に出した医師とユウミさんとの会話で、ユウミさんに医師の意図がきちんと伝われば、この書類だけを急いで済ませる、という結果にはならないはずです。この書類も別の書類も、手際よく済ませられるように工夫をするでしょうし、もしかしたら、みずから新人の目標となるような別の行動をどんどんするようになるかもしれません。そうなると、ユウミさんの自主性が高まります。

Intentionalメッセージのバリエーション

　Intentionalメッセージには、次の4つのバリエーションがあります。

1. 肯定のIntentionalメッセージ

　Intentionalメッセージの4つの要素のうち、③具体的影響と④偽らざる気持ちがポジティブになります。「うれしい」以外にも、「助かる」「気持ちよい」などの肯定的感情です。この形式でメッセージを伝えると、医師の発言は51ページに出てきたものになります。

①ユウミさんには、ぜひ新人のお手本になってもらいたいんだ。—背景・意図・ビジョン

②ただ、ユウミさんは仕事がていねいなぶん、処理が遅くなるときがあるよね。—具体的事実・行動

③だから、書類などはていねいかつ手際よく処理してもらえると、新人にも一目で違いがわかって、ユウミさんを目標にしやすいと思うんだ。―具体的影響

④そうなると、僕もうれしいよ。―偽らざる気持ち

2. 否定のIntentionalメッセージ

　Intentionalメッセージの4つの要素のうち、③具体的影響と④偽らざる気持ちがネガティブになります。「残念」「嫌だ」「困る」などの否定的感情です。この形式でメッセージを伝えると、医師の発言は次のようになります。

①ユウミさんには、ぜひ新人のお手本になってもらいたいんだ。―背景・意図・ビジョン

②ただ、ユウミさんは仕事がていねいなぶん、処理が遅くなるときがあるよね。―具体的事実・行動

③だから、いまのままの処理スピードだと、新人もユウミさんを目標にしたいとは思わないかもしれない。―具体的影響

④そうなると、僕も残念なんだ。―偽らざる気持ち

3. 予防のIntentionalメッセージ

　否定のIntentionalメッセージに「もし」をつけたものです。まだ起こっていないことを「もし」で伝えて、それが残念な結果と気持ちにつながるから回避しよう、気をつけましょうと促すものです。この形式でメッセージを伝えると、次のような発言になります。

①私は〇〇さんに毎日快適に過ごしていただきたいんです。―背景・意図・ビジョン

②だから、もし透析に通う日が1日でも抜けると、―具体的事実・行動

③〇〇さんの体調が悪くなって気分も悪くなられるのではないかと思うと、―具体的影響

④心配なんです。―偽らざる気持ち

4. Intentionalメッセージ的聴きかた

　相手が言ったことを、Intentionalメッセージの4つの要素の順番で整理し

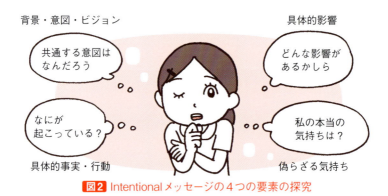

図2 Intentionalメッセージの4つの要素の探究

てあげながら聴くことです。クレーム対応にも使えるため便利です。この形式でメッセージを聴くと、次のような発言になります。

①○○さんは体調管理に気をつけて、日々がんばっておられるのですね。
　—背景・意図・ビジョン
②それなのに、ユウミさんに体重が増えたと言われて、—具体的事実・行動
③自分で取り組んでいたところを人からも指摘されて、不快な思いをされたのですね。—具体的影響
④不快な思いをさせてしまって、申し訳ありませんでした。—偽らざる気持ち

Intentionalメッセージを効果的に伝えるには

　Intentionalメッセージは、4つの要素をすべて完璧に当てはめて言えばそれでよいというものではありません。自分の伝えたいことをしっかりと探究したかどうかがポイントです。言葉にして伝えないと相手には伝わらないことがあるように、自分自身がなぜその言葉を発しているのかを探ると、「ああ、そうだったんだ」と、自分でも新たに気づくことがあるものです。みなさんもなにか大切なことを相手に伝えたいときは、次のとおり4つの要素をよく考えてみることからはじめてくださいね（図2）。

①背景・意図・ビジョン：自分と相手の意図はなにか。共通する意図はあるか
②具体的事実・行動：どんなことか、明確で具体的か
③具体的影響：どれだけあるか。「これも、あれも、こんなことも……」
④偽らざる気持ち：建前ではなく本心か

引用・参考文献

1) 山本美保ほか．生活習慣病診療に役立つ受容と和みのコーチング：コーチングセンス10の対応法．岸英光監修．京都，クリエイツかもがわ，2015，160p.

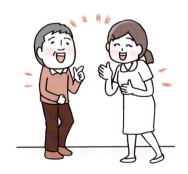

せっかくほめてあげたのに、相手にムッとされたのはなぜ？
【認める】

ある日、ユウミはよかれと思って患者さんや先輩をほめてみましたが、どちらにもムッとされてしまいました。どうしてそんな反応をされたのかわからず、ユウミは困惑してしまいました。

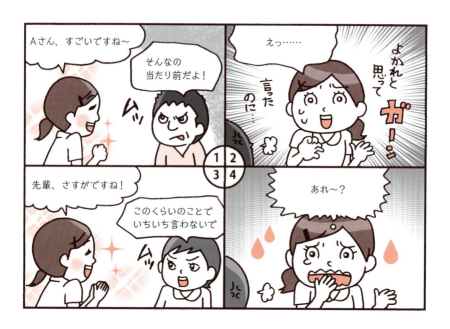

- コーチ、よく世間で「ほめると人間関係がよくなる」って言うじゃないですか。だから私、周りの人をほめたんですけれど、ムッとした反応をされたんですよね。どうしてでしょうか？
- ユウミさん、えらいわね！
- ムッ。なんかいま、感じ悪かったです。
- そう？ 私もユウミさんをほめてみたんだけれど。

- ん〜。なんか違う。
- ね。その感覚、とても大事よ。
- はい。ほめられたらうれしいはずなのに、うれしくなかったです。なんでだろう。
- そうね。ほめるということは、相手を評価することでもあるの。上から目線で他人から評価されたら、あまりいい気がしないこともあるわよね。
- う〜ん……。そんなつもりではなかったんですけれど、失敗しちゃったなあ。どうしたらよかったんでしょうか。
- そうね。相手がどうこうと評価するのではなく、自分はどう思っているか、事実を認めるといいのよ。
- 事実を認める？
- たとえば、「今回は失敗しちゃったけれど、ユウミさんが人間関係をよくしようと思って相手に言葉をかけているところが、私は素敵だなあと思うわ」っていうふうに。どう？
- あっ、そんなふうに言われたらうれしいです！
- 私も伝えたいことが伝わってうれしいわ。そして、もちろんこれは、私が本当にそう思っていることだから、ちゃんと相手に伝わるのよ。私が思ったことは私にとって事実であって、その事実を認めただけ。同じように言っても、人は心にもないことを言われたら、ちゃんと見抜くものなの。
- そうですね。嘘ってなんとなくわかるし、歯の浮くようなセリフだと、いくらいいことを言われても気持ち悪かったりします。
- そうなのよね。いくらいいことでも、度を超えて表現されると、受け取れなかったりするわね。でも、「認める」というのは事実を認めるわけだから、嘘でもないし、大袈裟でもなく、きちんと受け取ることができるでしょ？
- そうですね。いままでほめられても、なんか受け取れなかったんですけれど、事実を認められているだけなら受け取れそうです。
- うん。ほめられても、なかなか受け取ってくれない人にも活用できるわ。
- はい。
- それに、認めるメッセージだと、自分より年齢が上の人にも立場が上の人にも使えるし、うまくいっていないことにも使えるから、すごく便利なの。
- そっかあ〜。私も相手を認めるメッセージ、どんどん使ってみます！
- Good！ しっかりね！

ほめると認めるの違い

　私たちは、「ほめる」ことは一般的によいこととしています。また、ほめられれば、誰でもふつうはうれしいはずですね。でも、ほめたつもりが失敗することってありませんか？　たとえば、患者さんをほめたら「子ども扱いするな」と注意されたり、同僚をほめたつもりが「バカにしている？」とムッとされたり、上司をほめたら「ごますりだ」と思われたり……。逆に自分も、上司にほめられたけれど「マニュアル本でも読んだのかな」と、全然ほめられた感じがしなかったり、同僚にほめられたけれど「なにかウラがあるんじゃないか」と怪しんだりすることがあるかもしれません。さらに、夫をほめて家事を手伝ってもらっていたら、ほめないとまったく動いてくれなくなったり、子どもがお手伝いをしたときにほめたら、調子にのって全然お手伝いをしなくなったり……。「ほめるのはむずかしい」と思った経験がきっとあることと思います。

　ほめられて相手がうれしいかどうかは、相手の受け取りかた次第です。相手がどのようなタイプの人間かで異なりますし、また同じ人でも、気分や状況に左右されます。相手がどう思うかなんて、自分ではどうしようもありません。だからこそ、自分の発信方法を変えてみてほしいのです。

　まず「ほめる」と「認める」の定義をみてみましょう。「ほめる」というのは、「〜ちゃんはいい子」「〜さんはえらいね」「君、すごいな」というように、主語があなたで、後ろに評価する言葉が続きます。では、「認める」とはどういうことかというと、主語は私で、自分がどう思ったか、どういう影響を受けたかという事実をただ伝えます。

【例1】
ほめる：○○さん、歩いて通っているなんて、えらいですね。
認める：○○さん、3年間、1キロ歩いて通院しているんですね。私、尊敬します。

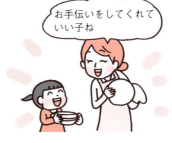

図1 母親が子どもをほめるときに起こっていること

【例2】
ほめる：○○さん、薬の飲み忘れがないって、すごいですね。
認める：○○さんが薬を飲み忘れないために、チェックリストをつくったり、工夫をされていると知って、私もそういう姿勢を見習いたいと思いました。

ほめることの問題点

上記の例文は、「ほめる」も「認める」も一見同じように見えるかもしれません。しかし、言いかたや受け取りかたによって、ほめられた側は「評価された」と感じる危険性があります。そして、それだけでは終わりません。たとえば子どもがなにかお手伝いをしてくれたとしましょう。「○○ちゃんは、お手伝いをしてくれていい子ね」というのは、主語があなたで、評価系です。見事にほめています。この文章一つを見ても、ウラにいろいろなことが隠されています（図1）。

まず「○○ちゃんは、お手伝いをしてくれていい子ね」ということは、「お手伝いをしないと悪い子ね」という脅迫が後ろに隠れているのです。「いい子という餌のためにお手伝いをするか、悪い子というムチがほしくなければお手伝いをしなさい」と言っているだけです。これは、動物の餌づけと同じパターンです。いい子という餌のために動く、あるいは悪い子というムチがほ

しくないから動くだけのことですから、子どもは本当にやりがいをもって手伝ってくれているわけではありませんし、子どもの自主性や創造性を引き出してもいません。こちらは餌を与えて、相手をコントロールしようとしているのです。

　さらに、「いい子」「悪い子」と表現する場合、「いい子」の具体的な基準があるわけではありません。そして、あなたもすべてのよいことに対して「それはいいことよ」と言うわけではありません。言うときと言わないときがあります。すると、子どもはどこかで自分のしていることがよいことか悪いことか、誰かに判定してもらわなければ自分では決められなくなります。すると、「いい子」と言ってくれる人にしがみつき依存し、「いい子」と言ってもらうためにいい子を演じようとし、そのうち自分を見失って疲れてしまいます。

　一方、悪い子と言われていたら、「もう評価なんていらない。そんなことを言う人は敵」と感じ、そこで関係が終わってしまいます。結果的にはいつも「いい子」「悪い子」という他人の評価に左右されて、自分らしさや自分の基準をもたなくなります。

　さらに怖いのは、「お手伝いをしてくれていい子ね、手伝わないと悪い子よ」というのは、お手伝いに価値があって、その子どもに価値があるのではないというメッセージがうっすらと隠されているということです。人は最初にそれを見抜いて、「結局、手伝ってほしいんでしょ」と感じます。つまり「私の労働に価値があるのであって、私とやることに意味を感じたり、私であることに意味があるのではない」と感じてしまうのです。そして、どこかでそのさびしさを怒りに変え、伝えてきます。したがって評価するような発言は、「その子に価値がない」というメッセージを伝えていることになり、子どもの自尊心は育ちません。

　そのうえ、評価のもっと怖いところは、相対的だということです。いつも誰かと比べられ、誰かがほめられていると、自分の価値が下がったように感じます。そのため、ほめられている人をそのままにするわけにはいきません。

そのままにしておくと、自分の価値が相対的に下がるからです。したがって、「あいつはバカだ、あれしかできない」と、結局どんな人もけなして周りの人を引き下げ、自分の位置を確保するしかありません。そうすると他人から学ぶことはできず、結局は自分の確固とした位置を確立できないがために不安になります。ふだん、よかれと思ってほめていたのに、こんな結果になってしまっては残念ですよね。

認めることのパワー

「ほめる」と「認める」は全然違います。認めることの対象は、現実です。現実に起こっていることや行った行動、つまり具体的な事実です。たとえば、「私は、師長さんが細かいことでも一つひとつ指導してくれたおかげで、自分では気づかなかったことに気づけるようになり、感謝しています」だと、自分より立場が上の人に対しても、なにに感謝しているのか、具体的な事実を伝えることができ、相手もスッと受け取ることができます。

また、「ほめる」だと、うまくいったことや成功した場合でないとほめることはできませんが、「認める」だと、うまくいかなかったことや失敗した場合でも認めることができます。たとえば、「○○さんはヨガを習いはじめて1ヵ月しか続かなかったということですが、私は、○○さんが新しいことに挑戦されたことはすばらしいと思います」というふうに、結果だけでなく、プロセスやその人の取り組み姿勢、考えかた、存在そのものなど、いろいろな角度からその人を認めることができるのです。

相手の現実を認めるには、日ごろから相手をしっかりと観察する必要があります。相手をさまざまな角度から観察することで、その人にはどういう角度から言葉をかければ届きやすいのかなど、いろいろなことがみえてきます。

そして、マズローの欲求5段階説（図2）というのがあります。これは、マズローという米国の心理学者が、人が本質的に求めている欲求を5段階で示したものです。そのなかで、人は自分という存在の価値を自分の居場所のなかでかけがえのないものとして認められたいという欲求があり、その欲求が

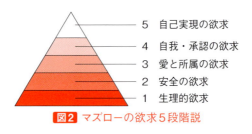

図2 マズローの欲求5段階説

満たされることで、自分の能力を思う存分社会で発揮して、社会貢献をするという次の欲求へと進化していくと説かれています。まさに認めることが、自己実現へとつながるのです。

　ここで、ある親子の出来事を紹介しましょう。小学2年生の男の子が、学校で育てたプチトマトを持って帰ってきました。その日は自分で食べました。次の日はお母さんにあげました。そして彼は、次はお父さんに、その次はお母さんに、そのまた次はお父さんにと、計画を説明するのです。それを聞いてお母さんは、「お母さんはうれしいけれど、せっかくだから、○○くん→お母さん→お父さん→○○くん→お母さん→お父さんというふうに、○○も入ったら？」と提案しました。すると彼は、「自分がうれしいよりも、お母さんとお父さんに喜んでもらえるほうがもっとうれしいからそれでいいの」と言ったそうです。そのとき、そのお母さんは、息子に対して、「ほめる」のではなく「認める」メッセージを伝えたそうです。「認める」というのは主語が自分になるため、どれだけお母さんがうれしいかを男の子に伝えたわけです。そのお母さんは、自分がうれしいということを伝えられる、この伝えかたを知っていて本当によかったと、私に教えてくれました。

　人は誰しもほめられることが好きかもしれませんが、それはその奥に「相手をもっと喜ばせたい」という気持ちがあったり、「自分という人間の価値を認めてもらいたい」という気持ちがあったりするからかもしれませんね。

認めるメッセージはIntentionalメッセージ

「認める」メッセージは、主語が私で、事実を認めるといいましたが、これはまさに50ページでお伝えしたIntentionalメッセージでもあります。①背景・意図・ビジョン、②具体的事実・行動、③具体的影響、④偽らざる気持ちの順で伝えるIntentionalメッセージの要素にあてはめると、より機能するメッセージになります。

①私は、〇〇さんには元気で長生きしてもらいたいと思っているんです。
　—背景・意図・ビジョン
②だから、〇〇さんが食事に気をつけたり、運動を試みたりして、—具体的事実・行動
③〇〇さんの数値が順調に保たれているので、—具体的影響
④とてもうれしいです。—偽らざる気持ち

　このように伝えられると、相手はうれしくなり、自主的に行動します。みなさんもぜひ試してみてくださいね。

引用・参考文献

1) 山本美保ほか．生活習慣病診療に役立つ受容と和みのコーチング：コーチングセンス10の対応法．岸英光監修．京都，クリエイツかもがわ，2015, 160p.

「がんばろう!」その応援は誰のため?
【パートナーシップ】

最近、体重が増えてきている患者Aさんのことが気になったユウミは、透析中に声をかけにいきました。しかし、Aさんはユウミが質問をしてもちゃんと答えてくれず、しまいには布団に隠れてしまいました。

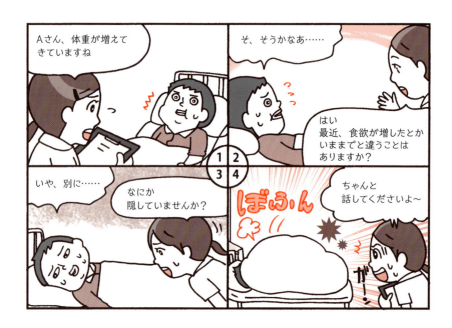

- コーチ！体重が増えてきている患者さんがおられて、そのことを本人にお伝えしたんですけれど、ちゃんと話をしてくれなくて、挙げ句の果てに布団まで被って私から逃げるんですよ〜！
- あらら〜。
- もうっ！隠してなんの意味があると思っているんだか！
- 本当ね〜。で、どうしてそうなったんだと思う？

- 🧑 それは、私に怒られるのが嫌だったんじゃないですか？
- 👩 ユウミさん、怒るの？
- 🧑 怒りませんよ！……たぶん。でも、嫌な現実でも目をそらさずに、多少厳しくても、しっかり正すのは私の役目です。
- 👩 そっかあ～。怒られたり厳しく言われたりするんだったら、私でも避けちゃうかも。
- 🧑 コーチまでそんなこと言わないでくださいよ～。
- 👩 ねえ、ユウミさんの役目のいちばん大切なところはなにかしら？
- 🧑 う～ん。患者さんといっしょに、患者さんの目標に向かって歩んでいくことです。
- 👩 なるほど。じゃあ、まずは患者さんとパートナーシップを組むことからはじめないとね。
- 🧑 パートナーシップ？
- 👩 そう。辞書を引くと「協力関係、共同、提携」などと書かれているわ。「お互いが同じ目標に向かって、いっしょに取り組んでいきましょう」という対等な関係のことよ。その関係のもとに、お互いが自由に意見を交換しながら進めていくことが大事なのよ。
- 🧑 そうですね。私、一方的でした。患者さんをなんとかしてあげたいという思いが強すぎて、「患者さんといっしょに」というところが弱かったです。
- 👩 そうね。それはユウミさんのよさでもあるけれど、なんとかするのは患者さん自身だしね。お互いが力を出し合って、相乗効果で結果につながるのよ。
- 🧑 はい。
- 👩 そして、そのときに大事なことは「耳の痛いことでもなんでもすぐにもち出して、お互いに言って聴くことができる関係でいましょう」と、最初に約束しておくといいわよ。
- 🧑 耳の痛いことでもなんでもですか？
- 👩 そうよ。お互いの意図を達成していくために、必要であればなんでもすぐにもち出し合える関係でないとね。関係をダメにするために言うのではなく、なにを言っても安心で安全な関係を継続するために言うの。
- 🧑 なんでも言い合える安心安全な関係って、素敵ですね。
- 👩 でしょ。関係はつねに再創作しながら続けていくと機能するのよ。
- 🧑 そうですね。私、自分のかかわりかたを見直してみます。
- 👩 Good！ しっかりね！

パートナーというありかた

　医療従事者は、立場的に患者さんに頼られます。頼られるということは、それだけ信頼を得て仕事をしているわけですから、すばらしいことです。患者さんにとってはありがたい存在です。誰だってそうだと思いますが、体調が悪いときは、通常よりも心細くなります。医療知識がないぶん、医療知識のある人に頼りたくなります。それはもっともなことだと思います。ですから、医療従事者側も、ついついなんとかしてあげたくなるのです。しかし、こちらがなんとかしてあげられる部分と、患者さんが自分でなんとかしないとなんともならない部分があります。医療従事者はこの「分別」を適切にもち、結果を出すために患者さんといっしょに歩んでいく必要があります。

　医療従事者と患者さんは、医療知識の有無にかかわらず、対等なパートナーシップです。お互いがお互いを尊重し、同じ目標に向かって力を合わせて進んでいきます。言ってみれば、同じ一つの船に乗って、それぞれの役割分担があり、同じ目標を目指して進んでいく仲間です。このパートナーシップという関係性が成り立っていないと、肝心の治療も効果があがりません。どちらかが上に立つような上下関係では、立場が上の人に対する依存が生まれやすくなります。そのような関係では、自主性が発揮されることも少ないで

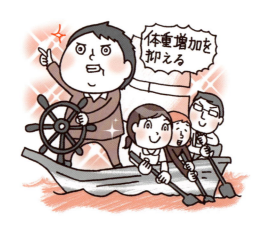

しょう。人は、対等であるからこそ、「相手がなんとかしてくれる」ではなく「（自分が）やってみよう」と思えるのです。

医療従事者のみなさんは、自分たちは患者さんとパートナーシップを築けているかどうか、どうあればパートナーシップを継続していけるか、つねに探究していく必要があります。

コミュニケーションラインを確保する

パートナーシップというと、結婚もその一つでしょう。たとえば、

A夫：B子さん、好きです。君とあたたかい家庭を築いていきたいから、僕と結婚してください。

B子：A夫さん、私も好きです。よろしくお願いします。

A夫：やったあ〜！ いっしょに幸せになろう。

B子：はい。

というような流れで、おつき合いをしていた男女が結婚したとします。ところが生活がはじまると、次のように関係性は変化していきます。

夫：妻の機嫌によって、料理の豪華さが違うんだよなあ……。

妻：仕事が忙しくなると、話しかけても上の空で、話もろくに聴いてくれない……。

このように、2人の日々の不満が募っていき、ある日、小さなきっかけから大きなけんかへと発展するなどということも、家庭で起こっているのではないでしょうか。「こんなことくらいでいちいち言うのもなあ」とか、「これを言ったら嫌な顔をされそうだなあ」などと思い、相手に言いたいことを言えなかったり、遠慮したりしているかもしれません。あるいは、「どうせ言ってもわかってもらえないだろう」とか、「同じことばっかり言うのも嫌だなあ」と思い、相手に伝えることを億劫に感じたり、面倒臭く思ったりすることもあるでしょう。その結果、積もり積もって、埋めることができないくらい深い溝ができてしまうこともあります。そうなると、最初の「いっしょにあたたかい家庭を築いていこう」というお互いの意図から遠く離れた残念な

結果になってしまいます。

　そうならないために、時には相手にとって耳が痛いことでも、率直に思っていることを伝えることが必要です。その際、ただ伝えるだけではダメです。相手が受け取れるように話すことが大切です。そのためには、はじめに「2人でいっしょにあたたかい家庭を築いていくために、しっかりと話す機会をもとう」と約束しておくとよいでしょう。しっかりと話し合うことについてすこし説明をつけ加えると、片方だけが文句を言っている関係は話し合っているとはいえません。お互いに伝え合い、相手の話をお互いに最後までしっかり聴ききり、どうしたらよいのかを考えて話す。そのくり返しが、話し合うということです。文字にすると当たり前のように思えますが、「話し合い」という場で、上司が一方的に方針を語って部下が話せない、妻が一方的に話して夫は生返事、キレる相手が怖くてなにも言えないなど、話し合っていないことが日常でたいへん多いのです。

　夫婦間でも、医療従事者と患者さんとのあいだでも、はじめにお互いの意図のもとで約束をして、コミュニケーションラインを確保しておきましょう。そうすることで、安全で安心してなんでもすぐにもち出して伝えたり、聴いたりすることができるようになり、パートナーシップを構築していくのに役立ちます。

いたるところでパートナーシップ

　パートナーシップは2人（夫婦、スポーツのペア）でつくるものというイメージが強いかもしれませんが、チームでもパートナーシップを築くことが可能です。またその関係は、いたるところに存在します。医療従事者と患者さん、看護師同士、医師と看護師、事務員と医師などの仕事仲間や、結婚相手、友人、近所の住人など、ありとあらゆるところで私たちはパートナーシップを構築できるのです。そのなかにはもちろん、上司と部下、正規職員と非正規職員という立場の違いや、先輩・後輩などの年齢差といったさまざまな違いもあるでしょう。ですが、それぞれが相手を尊重しながら自分の能力

や個性を活かし、パートナーであるありかたでチームを組んで取り組むと、チーム力が発揮され、チームの価値も倍増します。

みなさんは、まず誰とどんなパートナーシップを組みたいですか？ パートナーを思い浮かべて、実践してみてくださいね。

引用・参考文献

1) 山本美保ほか．生活習慣病診療に役立つ受容と和みのコーチング：コーチングセンス10の対応法．岸英光監修．京都，クリエイツかもがわ，2015, 160p.

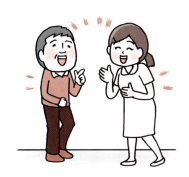

10 離れていても、目配り気配り心配り
【含む】

ある日の透析日。ユウミはいつもどおり患者さんと会話をしたり透析操作をしたりしていましたが、その間、ほかの患者さんの様子に気づかないことがたびたびあり、すこし落ち込んでしまいました。

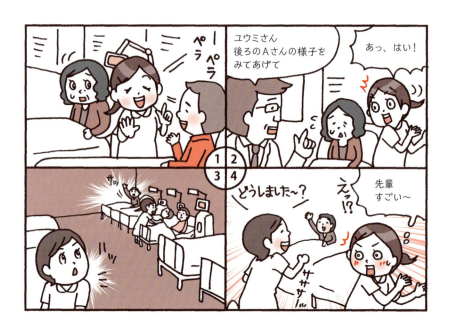

🙍 コーチ、私、目の前の患者さんと話しているときに私の背後でほかの患者さんが気づいてほしそうにしていても気づかなかったり、私と離れたところで患者さんが呼んでいても気づかなかったりするんです……。

🙍 そうなの。

🙍 先輩のなかには、離れたところにいても患者さんの様子に気がついて、すぐに駆けつける方もいるんです。「どこに目がついているんだろう」って思うぐら

- い、360度見えているような気がします。
- おお〜、それは素敵ね。
- はい、私もそんなふうになりたいです。
- もちろん、ユウミさんもそうなれるわよ！
- なれるかな？
- うん。いまも、自分がそこまで気がついていないということにちゃんと気づいているでしょ。そのことに気づいているのといないのとでは、大きな差があるの。
- そうなんですね。
- まずは、自分のいまの状態を客観視することが大事ね。「気がついていない」ということに気づけたら、それをどうしていけばよいか考えることができるもの。ユウミさんは、まだ含んでいる範囲が少ないだけ。
- 含んでいる範囲？
- そう。たとえば、ユウミさんは目の前の人とかかわっていると、その人にだけ集中してしまって、ほかの人のことは抜け落ちるわよね。
- はい、確かに……。
- 目の前の人に集中することは大事だけれど、目の前の人に集中しながらも、ほかの人のことも含んでおくことができるのよ。
- ムリです〜。
- うん、いまはね。でも、これから「含む」ということを意識して過ごしていくと、自分の感覚が磨かれていくから。
- 感覚……ですか？
- そう。感覚はなにかで測りにくいけれど、誰でももっている能力なの。
- もっている？
- うん。たとえば、ユウミさんはいま私と話をしているけれど、この部屋全体の雰囲気とか温度、においなど、私以外のことで感じることはない？
- あります。部屋の温度や湿度はちょうどいいなとか、柑橘系の香りがするけれどなんの香りだろうとか、部屋の明るさもちょうどいいなとか。
- ね。私のことだけじゃなくて、この部屋のことも含んでいるわよね。
- 含むって、こんな感じなのですか？
- そうね。まずはどんなことを「含む」っていうのかを探究しながら、毎日を過ごしてみて。そのなかで気づくことがあるから、気づいたらそれをよく観察してみて。
- はい。「含む」を探究して観察してみます！
- Good！ しっかりね！

含まれている

みなさんは、自分が「含まれている」と感じた体験はありますか？たとえば、喫茶店を思い浮かべてみましょう。水をおかわりしようと思って店員さんと何度も目を合わそうとしているのに、なかなか気づいてもらえなかった体験はないでしょうか。それとは逆に、そろそろ水がなくなりそうだなあと思っていたら、絶妙なタイミングで店員さんが水をつぎ足しに来てくれたことがあるかもしれません。その店員さんは、けっして客をのべつ幕なしに見続けているわけではなかったでしょう（図1）。

ほかにも、たとえば30人くらいが参加する講演会へ出かけて行ったとします。演者は参加者のほうを見て一生懸命に語りかけているにもかかわらず、なぜか自分に話しかけられている気がせず、言葉が届いてこなかった体験はありませんか。一方で、好きなアーティストのコンサートへ行った際、そのアーティストは何万人という人に向かって歌っているにもかかわらず、自分のために歌ってくれているように感じたことがあるかもしれません。

または、職場の有志で飲み会をしようという話があったとき、自分はその会話に直接参加していなくても、その飲み会に誘われたら「メンバーに含まれていたんだな」と感じませんか。あるいは自分宛てにCCで共有メールが送られてきたら、自分も含まれている気がしませんか。日常のなかで振り返ってみると、「含まれている」とか「含まれていない」と感じた体験が、人そ

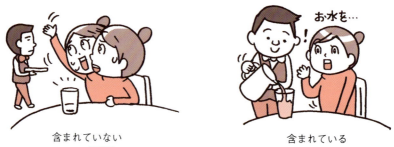

含まれていない　　　　　　　　含まれている

図1　含まれていない場合と含まれている場合

れぞれにあると思います。

　そして、含まれているときの感覚はいかがでしたか？ たとえば人気テーマパークのアトラクションで乗り物に乗っているときには、その世界に思い切り含まれている感じがしませんか？ だからおもしろくて、どんどん引き込まれていきますよね。あるいは洋服を見に行ったお店で、店員さんが誰も寄ってこなくて声かけもなく、放ったらかしにされているような場合でも、そのお店を出るときに「ありがとうございました！」と声をかけられると、「自由に見させてくれていたんだなあ」と、心地よく含まれていたと感じたことがないでしょうか。

　「含まれている」ときと「含まれていない」ときはどのような感覚なのか、感じかたに違いがあるのかなど、意識して感じてみると、気づくことがあるかもしれません。

含　む

　みなさんは、「含む」を意識して行動したことがありますか？ たとえば、スポーツの場面ではどうでしょう。テニスのダブルスであれば、前衛の人はいちいち後ろを振り返らなくても後衛の人を含んで試合をしていますよね。もちろん、後衛の人は前衛の人を含んで試合をしています。バレーボールであれば、セッターは後ろを全然見ていなくてもチームメンバーの動きを把握して、もしくはリードして動いています。セッターだけでなく、ほかのメンバーも同様にメンバーそれぞれを含んでいるでしょう。サッカーの試合を観ていても、チームメイトを含んで動いているのが伝わってきます。さらに、味方にとどまらず、敵も含んでいないと試合にはなりません。また試合後に、「サポーターのみなさまの声援のおかげで勝てました」などというインタビューを聞くと、観客まで含んでいるんだなあと感じます。

　それから、私たちは喫茶店などで3～4人の友人に話をするとき、友人みんなに聞こえるように話をしますよね。含んでいると、同じテーブルの人のグラスが空いたらお酒をついだり、食べ物をよそってあげたりできます。含ん

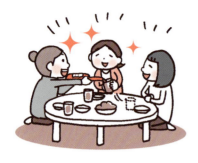 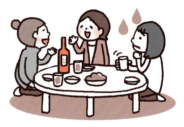

含んでいる　　　　　　　　　含んでいない

図2 含んでいる場合と含んでいない場合

でいないと、グラスが空いたことも、食べ物がその人の席から取りにくいことにも気づかなかったりするものです（図2）。

これまではあまり意識したことがなかったかもしれませんが、私たちは「含む」ということをときどきしています。したがって、「含む」を意識して行うことで、自分の「含んでいる範囲」や「含みかた」などに気づけるようになります。

あなたが含んだぶんだけ、世界が広がる

「含む」という感覚は、目で見えるわけではありませんし、推し量れるものでもありませんが、一つの能力です。能力というのは、誰もがもち得ていて、それを鍛えてトレーニングをしていけば、活用できるものになっていきます。

あなたが「含む」を意識すると、そこから気づいたり、感じたりすることがあります。そのためにも「含む」アンテナを張ったり広げたりすることで、自分の世界を広げていきましょう。実際に試してみないとピンとこないと思うので、ぜひ試してみてください。たとえば、職場でフロア全体を含んで仕事をしているとなにが違ってくるのか、課全体を含み出したらどうなのか。この「含む」センスを仕事にもプライベートにも活かしてみてください。

11 イライラしたときこそ一呼吸
【怒りの感情を味わう】

ユウミは最近、ある同僚から頼み事をされて、代わりに雑務をしたり出勤したりしていました。同僚もユウミに感謝しているようでしたが、ある日、その同僚がユウミの陰口を言っているのを聞き、怒りが込み上げてきました。

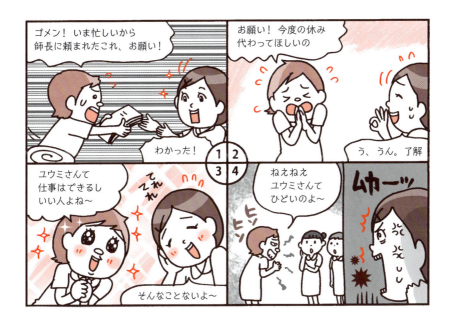

- 🗣 もお〜、あんな人といっしょに働きたくない！ 腹立つ〜！
- 🗣 どうしたの？
- 🗣 なにかと人に頼ってくる同僚が、私の前では私の機嫌をとっていたくせに、裏で私の悪口を言っていたんです。私、ふだんは人の悪口を言わないようにしているけれど、今回ばかりはどうにもがまんできない！
- 🗣 うん。ユウミさん、よっぽど嫌な思いをしたのね。

🧑 はい。私、腹が立って仕方なくて、はらわたが煮えくりかえっています！
🧑 うん、うん。
🧑 あ〜、腹立つ〜。
(ユウミが突然ワンワンと泣き出したので、コーチはティッシュペーパーを差し出し、そのまま優しくユウミを見守る)
🧑 コーチ、落ち着いてきました。泣きじゃくってすみませんでした。
🧑 いいのよ。安心できる場所で泣いて感情を吐き出すって大事なことなのよ。
🧑 え？ 人前で泣いたら恥ずかしいし、大人はしちゃダメだと思っていました。
🧑 自分のなかにある感情に蓋をして気づかないふりをしたり、ずっと溜め込んだままだと、ストレスにやられちゃうよ。ユウミさんはどう感じたのか、ちょっとじっくり探ってみましょう。ユウミさん、腹が立つっていう怒りのほかにどんな感情がある？
🧑 えっ、ほかに？
🧑 そう。人はね、一つの出来事があったときに、一つの感情だけではなくて、ほかにもいろいろなことを感じていたりするものなのよ。
🧑 ……なんかびっくりして、ショックでした。そんなふうに思われていたんだなって。
🧑 そうね。思ってもみなかったことを言われたら、驚きやショックはあるよね。
🧑 それに、これまでに言われたよいことも、みんな嘘だったんじゃないかって思えてきて……。
🧑 うん。そりゃあ、疑心暗鬼にもなるよね。
🧑 はあ〜、なんか悪いことでもしちゃったのかなって。
🧑 うん。自分を責めたり、後悔したり。
🧑 私、彼女と仲よくできていると思っていたから、裏切られて余計に悲しかったんです。
🧑 そうね。そのぶん、悲しみも大きいわね。
🧑 それに、私って、彼女とそんなに仲よくしたかったんだなと思いました……ん？ あれ？ 彼女となのかな？ いや〜、彼女と仲よくしたいというよりは、相手に好かれたい、もしくは嫌われたくないっていう思いがあったように思います。いい人に思われたい自分、みたいな。
🧑 うん。人にはね、そういうところもあるわよ。
🧑 一瞬の感情のなかにもいろいろあるんですね。
🧑 そうなの。心理学では「怒りは第二感情」といわれていて、怒りの前に先行するいろいろな感情があるんだけれど、最後の怒りだけがドバッと出ちゃったり

するのよね。
- 👩 そうなんだ〜。
- 👩 だから、腹が立って怒りの感情が溢れているときは、ほかにどんな感情があったのか、いろいろ探ってみるといいの。そして、それらの感情を「ああ〜、こんなにいろいろな感情があったんだ〜」って、自分で味わうといいわよ。そしたら、怒りだけにまみれていたときとは違うものが見えてきたり、気づくことがあったりするから。
- 👩 はい。
- 👩 そしてね、感情をしっかり味わうことができると、感情に振り回されずに、自分で感情を扱うことができるようになってくるわ。
- 👩 なんだかむずかしそう。でも、このままだと私が困るから、ちょっとやってみます！
- 👩 Good！ しっかりね！

怒りは第二感情

　心理学では、怒りは第二感情といわれています。第二ということは、かならずなにか別の感情があって、その感情が裏返って怒りになります。たとえば、ユウミさんが同僚Aに返信したメールの内容の一部を、Aがコピーして「ユウミさんがこんなことを言っていました」と院長や師長に勝手に送ったとしましょう。すると、ユウミさんは次のような感情を抱くはずです。

「えっ」（驚き）
「なんで私の文章が無断で使われているの？」（不安・疑問）
「しかも、私だけが文句を言っているみたい。常日頃文句ばかり言っていると思われるかな」（心配・恐怖心）
「Aに返信しなきゃよかった」（後悔）
「Aの罠にはめられたのかな」（疑心暗鬼）
「なんとかしなきゃ」と、対応をあれこれ考える（焦り・パニック）
　これらの結果、同僚に対して怒りがメラメラと湧いてきて（怒り）、次のよ

うな会話につながります。

　ユウミ：Aさん、ひどい！　なんてことをするのよ！
　同僚A：ひどいってなによ！　私は、あなたのためを思って！
　ユウミ：誰もそんなこと頼んでいない！
　同僚A：ならいい。もう勝手にしたら！

　このようにして同僚や友人などと仲違いしてしまった経験はありませんか？
　また、静かに怒って、言葉で怒りを伝えることなく、黙ってフェードアウトをして関係をみずから切ってしまう。そうすることで他人から自分を守ろうとする人もいますね。この場合、黙って関係を切られたほうはたまりません。弁解する余地すら与えられないのですから。果たして関係を切られるようなことをした相手（自分）が悪いのでしょうか。
　前述したように、怒りの前にはいろいろな感情があります（図）。しかし、私たちは最後の怒りの感情だけを言葉や態度で相手にぶつけてしまいがちです。もし怒り（第二感情）ではなく、第一感情を伝えていたらどうなるでしょうか。先ほどのユウミさんと同僚の会話でみてみましょう。

　ユウミ：Aさん、あのね。Aさんが勝手に私のメールの一文をコピーして管理職の人たちに送っているのを知って、私すごく驚いてショックだった。私だけが悪者にされたようで、Aさんに返信しなけれ

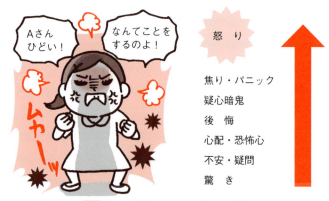

図　怒りの前にあるさまざまな感情

ばよかったって後悔しているの。私の評価が下がりそうで心配だし、どうしたらいいのかパニックになっていて……。
同僚A：え？ 私は、困っているユウミさんの力になってあげたくて……。ユウミさんが直接言えないみたいだから、私が代わりに言ってあげようと思って……。困らせるつもりはなかったのよ。ごめんなさい、勝手なことをして。
ユウミ：そうだったの？ ありがとう。でも、勝手に送られるのは嫌なの。これからはかならず私に確認してからにしてね。

こうすれば、ユウミさんと同僚は前よりもよい関係でつき合っていけるかもしれません。

怒りの感情を味わう

私たちはふだん、それほど自分の感情をしっかり探ってはいないし、ゆっくりじっくり味わうこともしていません。忙しい日常生活のなかではそれも仕方ないでしょう。しかし、怒りの感情にまみれているときなどはとくに時間をつくって、そこには自分のどんな感情があるのか、しっかりと自分を観察し、自分の感情に気づき、その感情をよい・悪いと評価するのではなく、ただ受け取って味わうことが大切です。「感情を味わう」という言葉になじみのない人もいるでしょう。「どういうこと？ わからない」と思った人は、ある感情を抱いたときに「私は、こういうふうに感じたんだな」で終わらせるのではなく、複数の感情をバラバラに分解して、一つひとつ改めて体感しなおしてみましょう。そうして再現してみると、同時に起こっている複数の感情が同列だったり、後からおまけでつけ加えた感情がじつは自分にとって大切だったりすることに気づきます。自分で自分の感情を知って、その感情を受け取っていくことが、次の段階へつながります。まずは小さな怒りから観察して感じ、味わってみましょう。

怒りの感情に振り回されず、意図から行動する

　私たちの感情というものは、日々動いています。そして、同じ一日のなかでも目まぐるしく動いています。そんな感情に振り回されていたら、自分もしんどくなりますし、感情に振り回されているあなたの言動に周りの人も振り回されてしまいます。みなさんも、言っていることがコロコロ変わる人にはついていけなかったり、やっていることがバラバラな人は信頼できなかったりした経験がありませんか。ましてや、そんな人がリーダーであれば、下につく人は困ってしまいます。

　では、どうしたらよいのかというと、感情は大事ですが、自分の感情と自分の行動を分けて、意図（44ページ参照）に沿った行動をあえて選択するのです。感情のなかでもとくに怒りの感情は扱いにくいものです。怒りの感情は怒りの感情として大事にケアするとして、その感情をいったん横に置いて、意図から行動するとぶれることがないでしょう。意図というのは、その人のありかたであったり、組織の方向性であったりします。その意図に立って、そこから発言したり行動したりすると、一貫性があります。感情に揺らされても、意図は自分が戻る場所であり、自分が進むべき方向はその意図のなかにあります。みなさんも、どんなときも意図に立ち続けるということを試してみてはいかがでしょうか。

第2章

物事がうまく進む・取り組むことが好きになる

1 言っていることと行動がチグハグなあの子
【あんぽんたんサイクル】

ユウミはある患者さんに以前から運動を勧めていましたが、患者さんはなかなか実行に移してくれません。とうとう1年経っても、その患者さんは散歩をはじめる気配がなく、ユウミは困り果ててしまいました。

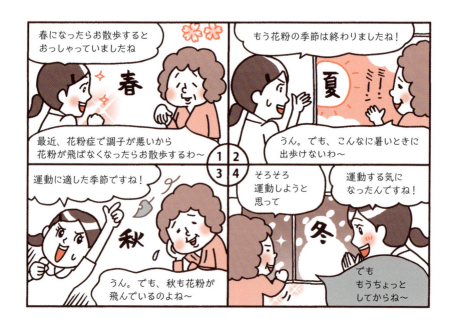

- コーチ、質問があるんです！
- ユウミさん、こんにちは！ なあに？
- 患者さんに運動してもらいたくて、ずっと一生懸命声をかけているんですが、全然やる気になってもらえないんです。「春になったら、夏になったら」って言って、結局、秋になっても冬になっても運動してくれないんですっ！
- そう。なんだかあちらこちらで聞くような……。

- 私、困っているんです。
- そうね。じゃあ、ユウミさんは、なにかやろうとしてやっていないことってある？
- えっ、私ですか？ う〜ん。ダイエットかな。
- ダイエット？ やろうと思っているの？
- 一応。
- 一応？ それってポーズだけ？
- いいえ！ 絶対に痩せようと思っています。
- 思っているだけ？
- いいえ、思っているだけじゃなくて、痩せるために運動しようと思っているんです。
- う〜ん。で、運動しているの？
- いまはちょっと忙しいから、もうすこし時間ができたらしようと思っています。
- ユウミさん、いつも忙しそうだものね。いつ時間ができるの？
- う〜ん、それはなかなかむずかしいかも……。でも私、食べ物にも気をつけて痩せようと思っているんです。
- 食べ物に気をつけるのもいいわね。で、なにかしているの？
- いまは忙しくて、しっかり食べて体力をつけないといけないから、まだしていないです。
- う〜ん。食事はしっかりとっても、たとえば甘いものを控えるとかは？
- 甘いものを食べないとストレスが溜まるから、それはできません！
- ……。ねえ、このやりとりって、ユウミさんと患者さんのやりとりと似ていると思わない？
- ホントだ！ 私、患者さんと同じことを言っていますね。
- ね。人は誰でもこういうことをよくやってしまうの。「あんぽんたんサイクル」っていうのよ。
- あんぽんたんサイクル〜？ きゃ〜、恥ずかしい！
- 客観的に聴いていると、あんぽんたんになっているのがわかるんだけれど、自分ではもっともなことを言っているつもりなのよね。
- うっ……。どうしたらいいでしょうか？
- 誰でもよくやってしまうのよ。大事なのはね、このあんぽんたんサイクルに入ったら、それに気づいて、そのサイクルから抜けること。そうでないと、ずっとグルグルとあんぽんたんサイクルの会話を続けてしまうから。
- はい、わかりました！ やってみます！
- Good！ しっかりね！

第2章 1 言っていることと行動がチグハグなあの子【あんぽんたんサイクル】

「あんぽんたんサイクル」とは

　みなさんも、「やろうやろうとして、やっていないこと」「やめようやめようとして、やめていないこと」がありませんか？　たとえば、部屋の掃除や写真の整理、英会話教室への申し込みなどをしようとして、そのままになっていませんか？　あるいは、お酒やたばこ、夜間の間食などをやめようとして、やめられずにいることがありませんか？　たくさん心当たりのある人も、一つぐらいは心当たりのある人もいると思います。

　では、心当たりのあるものをなにか一つ選んで、「どうしてやっていないのですか？」「どうしてやめていないのですか？」と、同じ質問を何度か続けて自問自答してみてください。一見、もっともな答えを出しているかもしれませんが、その会話を続けていると、おかしなことに気づくと思います。それは、自分がやりたくてやろうとしているのに、もっともな理由をつけてやっていないことで、結局、困るのは自分だということです。自分がやめたくてやめようとしているのに、もっともな理由をつけてやめていないことで、結局、困るのも自分です。ね、おかしいですよね。全部が自分に降りかかってくることなのに、自分で自分を邪魔しているのです。

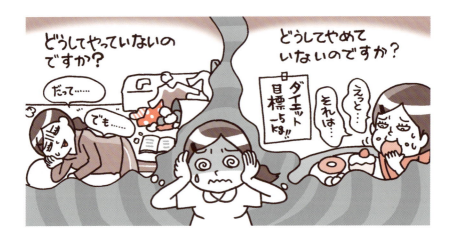

「あんぽんたんサイクル」とは、駄々をこねる3歳児のように"でもでもだって"をくり返し、同じところをグルグルまわる会話や思考の流れです。

あんぽんたんサイクルをひき起こすメカニズム

どうやら、このように人をおかしくしてしまうメカニズムが人にはあるようです。そのメカニズムでよくみられる会話のパターンとして、次の4つがあります。

1. 正当化（同時に「悪化」を行う）

「私は正当だ、正しい」と言って、なにかのせい（他人、環境、自分など）にして自分を正当化し、行動を止めてしまうことです。「やっています」「わかっています」が、「○○のせいだから仕方がない」と、周りの同意をつくり出すのです。具体的に次のような発言につながります。

1) 他人のせいにする場合
 ・「家族が残すから、私が食べないといけないの。だって、もったいないでしょう」
 ・「確認するのは正社員の仕事ですよね。私は派遣社員だから」

2) 環境のせいにする場合
 ・「不景気だから、売れないんです」（一見正当だが、不景気でも売上をあげている会社はある）
 ・「もう年だから、無理なんです」（年齢が上でも、やっている人はいる）

3) 自分のせいにする場合
 ・「私が優柔不断だから、まだ決められないんです」（一見反省しているようだが、自分の性格が悪いと正当化し、決めようとしない）

2. 自己弁護（同時に「ほかを否定」することを行う）

「すでにやったことはある」「検討したことはある」などと言って、自分を守ろうとすることです。このメカニズムは、相手を否定することを先に決めて、そこから自分を守るかのように行動を止めます。具体的に次のような発言につながります。

- 「一応考えましたが、私には無理です」
- 「昔やったことがありますが、私には合わないやりかたです」

3. 勝つ（同時に「負けない」ことを行う）

あんぽんたんサイクルの会話をしているとき、相手に勝とうとしていませんか？ 勝ってしまったら、あなたのやりたいことができない、あるいはやめたいことがやめられないということが確定するのに。そして、たとえ勝てなくても、最低でも負けまいとしてしまいますよね。話の内容よりも、自分と相手との勝ち負けの会話にはまって、行動を止めてしまうのです。具体的に次のような会話につながります。

- 「最近、太ったんじゃない？」と言われ、「○○さん、目が悪くなったんじゃない？」と言い返す
- 「○○さん、明日は時間に遅れないでね」と言われ、「もし明日、大地震が起きたら？」と例外をもち出してでも、相手に勝とうとする

4. 支配（同時に「脱支配」を行う）

相手をなんとか支配しようとして、雄弁になって理詰めで相手に話をさせなかったり、もしくは黙り込んでしまったり、泣き出してしまったりして、支配から逃れようとすることです。やるともやめないとも決めずに約束をしなかったり、あやふやな約束をしたりして行動を止めます。具体的に次のような会話につながります。

- 「今度〜しませんか？」と言われ、「それよりも〜」と話を違う方向にもっていく
- 「○○さん、これやりますか？」と言われ、「う〜ん、そのうちね」「できればね」「やってみようと思います」と言って、「やる」とは言わない。また、「やります」と言って、やらない人もたくさんいる（「やります」と言って話を終わらせて、結局やらないメカニズム）

あんぽんたんサイクルに入らないために

このように、人にはやりたいことをやらせない、やめたいことをやめさせ

ないメカニズムがあります。このメカニズムに入って会話をしていると、あんぽんたんサイクルになってしまうのです。行動が止まり、結果が出なくなる会話です。みなさんも思い当たることはありませんか？

　もしかしたら、自分より相手のあんぽんたんサイクルに気づくほうが得意な人もいるかもしれません。ユウミさんは、コーチとの会話で自分のことに気づきましたが、帰宅後、「患者さんは病気だから運動しないといけないけれど、私は病気ではないしダイエットをしなくても困るわけではない」と、また自分のあんぽんたんサイクルに戻っているかもしれません。それもOKです。自分のことでも相手のことでも、あんぽんたんサイクルに気づけたのであれば、そのときにその会話を続けず、そこからやめる努力をしてみましょう。

　自分のことであれば、いっそダイエットをしないと決めてしまうと、新たな気づきがあったりします。散歩をはじめられない患者さんに対して、説得しても脅しても結果につながらない場合、こちらも疲れてしまいます。どんな運動であればできるかを患者さん自身で考えてもらえるよう、相手のあんぽんたんサイクルを回す手伝いをしないようにしましょう。ぜひ試してみてください。

「私にはできない！」その一言が みずからの限界をつくっている
【パラダイム】

ある日、ユウミは提出締切間近のレポートを焦って書きはじめました。そうかと思えば、次の日は始業時間ギリギリに滑り込んだり、研修の申し込み期限を忘れていたりと、なにかとギリギリな自分が不甲斐なくなってしまいました。

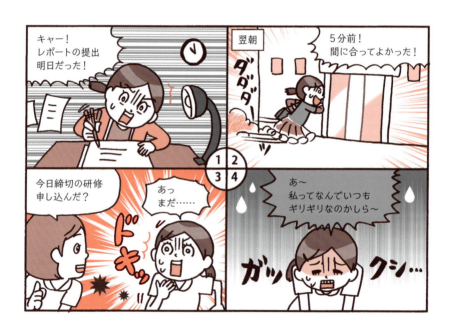

🧑 私、なんでもギリギリになってしまうことが多くて、困っているんです。
🧑 ふ〜ん、たとえば？
🧑 毎朝、職場に向かって家を出る時間がギリギリになってダッシュしているし、なにかを提出したり申し込んだりするときも、締切日になってしまうんです。
🧑 なるほど。
🧑 もっと余裕をもってしたいって思ってはいるんですけれど、毎回ギリギリで切

羽詰まった感じなんです。
- 🧑‍🦰 そうなんだ。ユウミさん、それって"ギリギリパラダイム"ね！
- 👧 え〜？ なんですか、それ？
- 🧑‍🦰 あのね、人には「パラダイム」っていうものがあるの。
- 👧 パラダイム？
- 🧑‍🦰 そう。自分では、決めたつもりも信じたつもりも、検討した覚えもないし、意識したこともないのに、それに基づいて感じたり、考えたり、行動したりしてしまっているもの。なんとなくいつの間にか自分を「そうさせてしまう」ものよ。たとえば、いまのユウミさんの話だと、ユウミさんにはどうやら、なんでもギリギリになってからでないとしない「ギリギリパラダイム」があるみたいね。
- 👧 うわっ、当たってる……！ 買い物に行っても閉店間際でないと買う物を決められないし、団体旅行に行っても集合時間ギリギリでないと戻って来られないし。そういえば、はじめて彼氏ができたのも卒業間近だったなあ……。
- 🧑‍🦰 これ、占いじゃないんだけどね（笑）。
- 👧 キャー、やだやだやだ！
- 🧑‍🦰 ギリギリパラダイムを通称「ギリパラ」っていうの。ちなみにユウミさんは、ギリギリセーフなの？ ギリギリアウトなの？
- 👧 うっ。だいたいはギリギリセーフですけれど、たまにギリギリアウトになっていることもあります……。
- 🧑‍🦰 そっかあ。大事なことや仕事はアウトになると困るわね。
- 👧 そうなんです。なんとかしたい！ 私のギリパラ！
- 🧑‍🦰 そうね。まずは自分にどんなパラダイムがあるのかに気づくことが第一歩なの。パラダイムは透明な枠のようなもので、その中に自分がすっぽり入っているから、自分ではなかなか気づきにくいのよ。
- 👧 なるほど。
- 🧑‍🦰 でも、自分を観察していると、自分のパラダイムに気づくことができるし、気づいた瞬間はパラダイムの外に出ているのよね〜。
- 👧 そっかあ。私、ほかにもいろいろなパラダイムがありそうです。
- 🧑‍🦰 そうよ。人は誰でもいろいろなパラダイムをもっているものなの。そして、パラダイムは人にだけあるものではなくて、組織や業界、地域、民族や国家、時代など、さまざまなものをパラダイムという観点からみることもできるの。
- 👧 う〜ん。わからなくなってきた……。
- 🧑‍🦰 うん。まずは「これは自分の『パラダイム』かも」と観察してみて。

🙂 はい。
🙂 機能しているパラダイムはそのままでいいし、機能していないパラダイムなら、取っ払ったり、違う新しいパラダイムにしてみたりしてね。
🙂 そんなことができるんですか!?
🙂 ええ、できるわよ。
🙂 パラダイムって不思議！ ほかにどんなものがあるか知りたいです！
🙂 そうね。まずは自分をよく観察してパラダイムに気づくこと！ そして、自分の意図をみて、どう行動するかね。
🙂 はい。じゃあ、観察して気づくところからやってみます！
🙂 Good！ しっかりね！

パラダイムとは

「パラダイム」というのは、ひと言でいうと「価値観の枠組み」のようなものです。みなさんはなにかに触れたときに、「きれいだなあ」とか「汚いな」とか、「自分事だ」とか「他人事だ」とか、「できそうだ」とか「無理だ」などと感じますよね。そのように、なにかに触れたときに、それをどう考えるか、どうとらえるか、どう受け取るか、といった考えかたや感じかた、とらえかた、受け取りかたのことを価値観といいます。そして、その価値観に基づいて「この考えかたはおかしい」「これは間違っている」と思いながらも、自分の価値観とはずれることをせざるをえない、そうしちゃう、そう感じちゃう、そうとらえるしかない、ということがありますよね。これはつまり、私たちの価値観をさらに決めてしまっている枠組みがあるからです。この枠組みをパラダイムといいます。

　たとえば、次のようなことはありませんか？

・試験前に限って、ふだんはしない部屋の掃除がしたくなる。
・自分で計画したのに、当日になって行くのが憂うつになる。
・どちらか悩み抜いて選んだのに、選ばなかったほうが結局気になる。
・楽ばかりしていると、ダメな人間になる気がする。

・汗水たらして努力をしないと、結果は出ないと思う。

これらはすべてパラダイムです。パラダイムが行動をそうさせているのです。

知らないうちにパラダイムが邪魔をする

パラダイムがあると、そこに行けるための条件は全部そろっていたとしても、それを止めてしまう、透明な枠組みが人や組織にはあります。たとえば、子どものころの夏休みの宿題を思い出してみましょう。もうすぐ夏休みが終わるというギリギリのタイミングで宿題をしていた人はいませんか？　そうではなかった人も、自分には関係ないと思わず、宿題を終わらせるのがギリギリだった人のことを思い浮かべてみてください。私たちは、本来であれば、夏休みの宿題をとっとと終わらせて、無事に夏休みを終えられるだけのすべての条件が見事にそろっていました。

①決心：「今年こそ、早く宿題を終わらせよう！」と決心していた。
②プラスのモチベーション：早く宿題を終わらせて、楽しもうと思っていた。
③マイナスのモチベーション：去年はギリギリだったので、それに懲りていた。
④環境：机もいすもあるし、暇な時間が1ヵ月半はあった。
⑤サポートシステム：学校の先生に計画表を出したし、親も「宿題をしろ」とうるさい。
⑥意識：「宿題をしなきゃ」と、毎日意識していた。
⑦能力：4、5日ですべての宿題をこなせる能力があることは、前の年に証明済み。

つまり、宿題をするための条件はすべてそろっていたにもかかわらず、宿題に取りかかるのがギリギリになっていたわけです。これは、まさしくパラダイム（図1）の仕業です。

やる気があって、環境も整って、指導者もいて、ノウハウもあって、資源

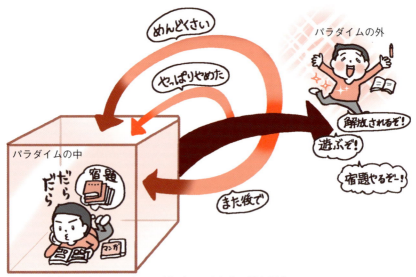

あなたの意志や思考をパラダイムが曲げる、そらす、引き戻す

図1 パラダイム

もあって、能力もあって……と条件がそろっていたら、問題なく成果にすぐにたどり着けるはずですよね。ところが、ちゃんとそこにたどり着くだけのすべての条件がそろっていても、なにか見えない枠組みがあって、その枠組みによって、知らないうちに曲げられたり、わかっていてもそらされたり、結果が出そうになっても引き戻されたりするような現象が起こることがあります。

言葉からみるパラダイム

　人は自分のパラダイムには気づきにくいものです。それは、パラダイムは無色透明で、自分にとってはあまりにも自然に身についているものだからです。しかし、自分がよく使っている言葉からパラダイムを発見することができます（図2）。
　たとえば、「ムリ」という言葉。みなさんの周りにも、なにかというと「ム

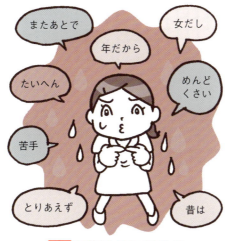

図2 言葉としてのパラダイム

リ」と言っている人がいませんか？ まだやってみてもいないのにムリだとしているのは、まさにパラダイムが「ムリ」だとさせているのです。「ムリ」と感じることと、「できるかどうか」は別のことだし、「やるかやらないか」も別のことです。

「またあとで」という言葉もよく耳にします。いますれば済むことなのに、いましないほうがよい気がして、後回しにしてしまって、「またあとで」「またあとで」と積もり積もっていきます。「もう年だから」もよく使われる言葉です。確かに「もう年だから」ハンディキャップになることもあるかもしれませんが、全部が全部そういうわけではないですよね。同じ年齢でも、人によってかなり差があります。「もう年だから」という言葉を使って、自分の行動に制限をかけていませんか？

ほかにも、「Aさん、この場合、どうしたらよいかな？」と尋ねてみると、Aさんは「わからない」と返答したとします。しかし、もし「Aさん、B先輩なら、この場合はどうされるかな？」と尋ねると、「こうじゃないかな」と答えたりすることがあります。これはB先輩が答えたわけではなく、Aさん

が自分で考えて答えたことです。Aさんには「自分にはわからない」というパラダイムがあって、自分に尋ねられると答えられないけれど、他人をとおすと、ちゃんと答えられるのです。

それから「〜せねばならない」という言葉を使っていると、しんどくなります。ただ「〜する」だけのことが「ねばならないパラダイム」になっていると、自分にかかる負荷が違ってきますよね。

これらの言葉は、使った瞬間からパラダイムになることがあります。みなさんはどんな言葉をよく使っていますか？

パラダイムがあると、ブレーキを踏みながらアクセルを踏んでいる

パラダイムは、個人の意志とは関係のないものです。たとえば時間を有効に使いたいと思っていても、「ギリパラ」が時間を無駄にする行動をあなたにとらせたりします。あなたが、あなたの意に反したパラダイムをもっていたら、エネルギーがそれに使われてしまいます。パラダイムをそのままにして、やれモチベーションだなんだといっても、ブレーキがかかっている状態ですから、ブレーキがかかったままアクセルを踏んでいるようなものです（図3）。そんなことをしていたら、いずれは壊れるだろうし、山ほどのエネルギーを

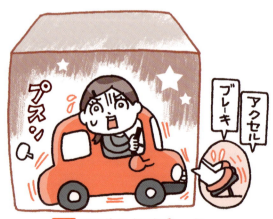

図3 パラダイムというブレーキ

使っても1ミリも前進しないというようなことが起こります。したがって、自分がどんなブレーキをかけているかを知らずに生きるのではなく、ブレーキをかけている状態に気づくことが大事なのです。

パラダイムに気づけば、扱える！

まずは、自分のパラダイムに気づくことからはじめましょう。

たとえば、「ギリギリパラダイム」。「ギリパラ」といっても、ギリギリにならないとはじめられない人もいれば、余裕をもってはじめているのになぜか仕上がりはギリギリになってしまう人もいるでしょう。また、ギリギリだから最低限のことしかできない人もいれば、ギリギリになって焦って内容がダメダメになってしまう人、あるいはギリギリに追い詰められた結果、最高に能力が発揮されてすばらしい仕上がりになる人もいると思います。さらには、すべてがギリパラというわけではなく、ギリパラではないときもあり、その違いはどこにあるのか、と感じることもあるかもしれません。「ギリパラ」といっても、いろいろあるのです。

そして、「自分がいつの間にかそうしてしまっていることはパラダイムかもしれない」と気づいたら、すぐにそのパラダイムを「よい・悪い」と評価している自分を発見するかもしれません。それもパラダイムです。パラダイムを「よい・悪い」と評価するのではなく、むしろ機能しているパラダイムと機能していないパラダイムに分けてみましょう。そのうえで、機能していないパラダイムをなんとかしたいのであれば、自分に"許可"を出すのです。

たとえば、なんでもむずかしくしてしまうパラダイムであれば、「簡単にできてもいいかも」「簡単にしてもいいかな」と。つまり、「やってもいいかも」「そうでなくてもいいかな」と自分に"許可"を出してみましょう。「え〜、それだけ？」と思われるかもしれませんが、それだけ、なのです。そして、「やってみてもいいかも」「これでなくてもいいかも」と"かも連鎖"で物事を考え、実際に行動に移していくことで、いつの間にかあなたのパラダイムを超えていたりします。

また、自分がなんとかしたいパラダイムを直接扱うのではなく、全然"関係ない"パラダイムから扱うことで、なんとかしたかったパラダイムがいつの間にか変化しているということもあるでしょう。じつはパラダイムに気づくだけでも、効果があったりするのですけれどね。みなさんも、ぜひパラダイムに気づいて、これらを試してみてください。

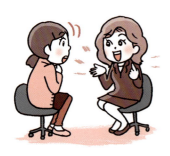

なんでこんなことが!? マイナス感情が思わぬミスをひき起こす
【抵抗】

ユウミは、友人から届いた結婚式の招待状に返事するのを忘れたり、申し込みをしていたセミナーに行くのを忘れたり、仕事のメールを誤って消してしまったりと、ふだんならありえないうっかりミスが続いて、不安になってきました。

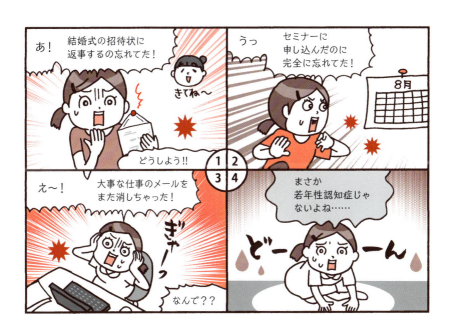

🧑‍🦰 コーチ、私最近、怖いくらいうっかりミスがひどいんです……。
🧑‍🦰 ふ～ん。どんな感じなの？
🧑‍🦰 大事な仕事のメールに限って消しちゃったり……。
🧑‍🦰 あら！ メールを消したことに気づいていないんじゃなくて、消したことには気づいているのね。しかも、それが大事なメールだって。
🧑‍🦰 そうですね。一応、そのメールを読んで、大事な内容だから後で読み直してか

🧑 ら返信しようと思っていたんですけれど、下書きフォルダに入れずに消しているんです。
👩 ほお〜。ほかには？
🧑 友だちの結婚式の招待状に返事するのを忘れたり、申し込んでいたセミナーに行くのを忘れたり。私、まだ若いのに、なんでこんなに忘れちゃうんだろう……。
👩 ん〜と、ユウミさんが忘れるときって、そのことに対してどこか抵抗があるのかな？
🧑 抵抗？
👩 たとえば、大事な仕事のメールに返信すると、また一つユウミさんのキャリアが増えるけれど、負担にもなるとか。
🧑 それはそうです！でも、私のキャリアにとってはプラスになります。
👩 うん。セミナーに行くのも、キャリアにとってはプラスよね。
🧑 もちろん。
👩 人って、自分にとってプラスになることでも、いまいるところから出たくないときがあるのよね〜。
🧑 えっ、まさか、私が自分にとってプラスになることに抵抗しているっていうことですか……？私、成長して、いまいるところから出て行きたいと思っています。
👩 うん、そうね。えっと、結婚もそうよ。「結婚したい」と言いながら独身でいる人は、どこかで結婚につながることを避けていたり。
🧑 そんなこと……。でも、そうかもしれません。
👩 ね。人って、自分のパラダイムから出るときに抵抗することがあるのよね。そして、その抵抗で、メールを消したり返信を忘れたり、行くことさえ忘れたりと、おかしな行動をとることがあるの。
🧑 う〜ん、なんか変ですが、変なことをしているって自分でもときどき思います。
👩 そうね。抵抗の仕方は人それぞれ、いろいろなんだけれどね。
🧑 そうなんですかあ。コーチ、私、どうしたらいいでしょうか。
👩 まずは、自分が抵抗していることに気づいてみて。
🧑 気づけるかな？
👩 うん。決めつけるんじゃなくて、「これは抵抗かも」って観察し続けるの。そうすると、だんだんと気づくことがあるから。
🧑 はい、わかりました。まずは自分の抵抗を観察してみます！
👩 Good！しっかりね！

抵抗とは

　人は、パラダイム（価値観の枠組みのようなもの、90ページ参照）から出ようとするときに、いっこうに前進しない「あんぽんたんサイクル」（84ページ参照）の会話をくり返すだけでなく、いろいろな抵抗を示します（図）。自分では気づいていないかもしれませんが、枠から出ようとするときに、やってしまっていることがあるのです。

　たとえば、私は個人事業主として独立した当初、最初の仕事としてホームページを作成したのですが、いよいよアップする段階になって、無意識に全消去したことがあります。1ヵ月かけたのですごくショックで忘れられない失敗です。これから個人事業主として自分で広報して仕事を創り出していかなければならないと頭では理解していたのに、自分のなかに、恥ずかしさ、怖さ、自信のなさなどさまざまな抵抗があったから、消してしまったのだと思っています。

　別の例では、パソコン回線を使ったSkype™という無料電話でコーチング

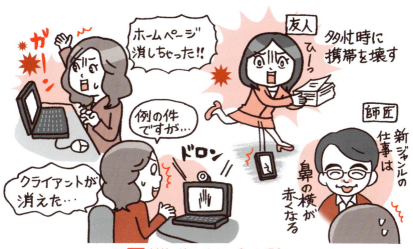

図　抵抗が起こすさまざまな現象

セッションをしているときに、クライアントにとって抵抗のある会話になると、なぜか急にSkype™がつながらなくなることがあります。何人かのクライアントでそういう現象が起こっていて、Skype™ミステリーではあるのですが、抵抗のわかりやすい表現だなと思うことがよくあります。

ほかにも、ある仲間は、仕事が忙しくなってくると、携帯電話を落として壊してしまいます。その人は、携帯電話を落とすことはめったにないのですが、自分が忙しくていっぱいいっぱいになっているときに限って、携帯電話を壊すことで人との連絡を断っているようでした。また、私の師匠は、これまでにしたことのない新しいジャンルの大きな仕事がくると、鼻の横が赤く腫れます。ですから、師匠が鼻の横を赤くしていると、私たち弟子は心配するどころか、「また大きな仕事が入ったのですか？」と尋ねてしまいます。

みなさんも、自分がなにかに抵抗しているときに起こしている現象について、心当たりがありませんか？

抵抗表現の種類

抵抗の現れ（抵抗表現）には、次のようにさまざまなものがあります。

1. 生理的抵抗

たとえば本を読んでいるときに、自分にとっていちばん必要な部分までくると、急に眠くなることがありませんか？ あるいは、なにかの研修を受けていて、学びたいと思っていた部分に限って、意識が飛んだり、急に眠くなったりすることがありませんか？ これらはつまり、自分の枠から出る情報を見ないようにしたり聴かないようにしたりするために、そのような生理的抵抗を起こしているのです。

2. 情緒的抵抗

情緒とは、気分や雰囲気、ムード、モードなどです。なにかに対して「面倒くさい」と思うのも、情緒が起こす反応です。朝起きたくなくても予定があれば起きるし、仕事に行きたくなくても仕事に行くのがふつうです。しかし、なんとなくそれらをしたくないムードが出てきて、できないということ

がありませんか？ 片づけや筋力トレーニングなど、とっととやってしまえば終わるのに、ムードに負けてできなくなってしまうのが情緒的抵抗です。

3．心理的抵抗

心理的に「イヤ」「嫌い」「苦手」「怖い」などと思うことがありますよね。私も、人前で話すのは嫌いですし、怖いです（人からは「そうは見えない」と言われますが）。でも、やってみたらできることではあります。同じように、ゴキブリが苦手でも、一人暮らしだと自分で退治しないわけにはいかなかったり、なにかが嫌いで怖いままでも、やってみるとできたりすることがあります。「嫌い」や「怖い」などの感情に引きずられてできない状態は、心理的抵抗です。

4．思考的抵抗

ただやればよいだけのことを、意味不明な思い込みや屁理屈でできなくするのは、思考的抵抗です。訳のわからないことや筋の通らないことを言い出したり、思考がまさにあんぽんたんですっとこどっこいになってしまったりすることがありませんか？ それらは思考的抵抗です。

5．身体的抵抗

新しい分野の仕事をしなければならないときに限ってお腹を壊したり、大きな仕事が舞い込んでくるとなにもないところで捻挫したりいきなり病気になったりすることがありませんか？ このように、枠から出ようとするのを身体を使って邪魔するのは身体的抵抗です。

6．行動的抵抗

時間に余裕があったはずなのに寄り道をして遅刻したり、レポートを提出しようと思ったときにデータを消去したり、出かける直前にふだん信じない占いをもち出してやめてしまったりすることがありませんか？ なかには事故を起こしたり事故に遭ったりと、考えられないようなことが起こる人までいます。わざわざ機能しない行動をとったり、不適切な行動をしたりするのが行動的抵抗です。

7. 社会的抵抗

　出かけなければならないときに子どもや親などの家族が病気になったり、自分のことに集中したいのに仕事で呼び出されたり、自分の意見に反対するとわかっている人にわざわざ相談したりすることがありませんか？　時間や労力をとられる行動を、人や組織を使って起こすのが社会的抵抗です。

抵抗は、抵抗すると続き、味わうと消える

　まずは「これは抵抗かもしれない」と、抵抗に気づくトレーニングからはじめてみましょう。その際、抵抗をなんとかしようとすると、さらに抵抗は続くものです。たとえば抵抗で眠くなったときに、「眠っちゃいけない」と抗うと、余計に眠くなります。そんなときには「抵抗で眠くなっているのかも」と、ただ眠くなっていることを受け取って、眠い自分を十分に感じてみると、眠くなくなったりします。

　また、抵抗するということはパラダイムの淵にいるということですから、よいところにいるのです。したがって、抵抗している自分を責めるのではなく、枠から出ようとしているのだなと受け取ると、抵抗の感じかたも違ってくるかもしれません。

　そして、抵抗表現として身体症状が出ている場合、抵抗を越えると症状も消えます。ただ、抵抗表現からの身体症状ではない場合もありますので、見きわめてくださいね。

　「抵抗」という観点から自分に起こっている現象をみてみるとなにがみえてくるのか、ぜひ観察してみましょう。

あ〜パニック！ あっぷあっぷした状態は伝染する
【アップセット】

ある日、患者さんにユウミが声をかけると、患者さんは突然泣き出してしまいました。ユウミがオロオロしていると、今度は患者さんは怒り出し、騒ぎを聞きつけてスタッフや患者さんたちがどんどん集まってきてしまいました。

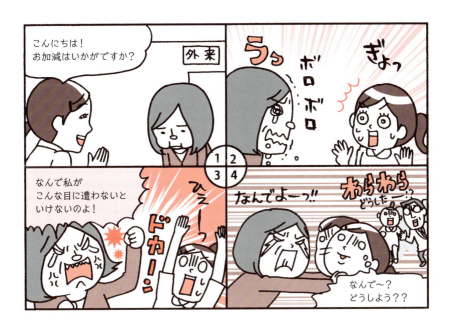

- コーチ、聴いてくださいよ！
- あらユウミさん、こんばんは！ どうしたの？
- え〜ん（突然泣き出す）。
- あらユウミさん、はい（泣き出したユウミに優しく寄り添い、ティッシュを差し出す）。
- コーチ、ありがとうございます。

- 🧑 どういたしまして（にこっ）。ユウミさん、どうしたの？
- 🧑 今日ね、患者さんに「お加減はいかがですか？」と挨拶したら、突然泣き出されてしまったんです。私、びっくりして、どうしたらいいかわからなくなって……。でも、なんとかしてあげないといけないと思って、「どうしよう、どうしよう」と思ってオロオロしていたら、今度は患者さんが突然怒り出して……。私、いったいなんでこんな展開になるのか、わけがわからなくなって、パニック状態になってしまったんです。
- 🧑 そうだったの。
- 🧑 う～ん。
- 🧑 ん？ どうしたの？
- 🧑 そういえば、私もいまコーチの前で突然泣き出したのに、すぐに泣き止んでいる。
- 🧑 そうね。
- 🧑 私の対応とコーチの対応はどう違うんだろう……。
- 🧑 ユウミさん、いいところに気がついたわね。その患者さんね、どんな事情があったのかは本人に尋ねてみないとわからないけれど、「アップセット」していたんだと思うの。
- 🧑 アップセット？
- 🧑 そう。パラダイムシフトコミュニケーション®では、物事を適切に扱えない状態のことを「アップセット」って言うの。
- 🧑 へえ～、そういう言葉があるんですかあ。
- 🧑 そうよ。アップセットは伝播しやすいから、患者さんのアップセットがユウミさんに伝播して、ユウミさんもアップセットした状態になり、それがまた患者さんのアップセットをひき起こして、ユウミさんもますますアップセットしていったんだと思うの。
- 🧑 ふ～ん。そんなことが起こっていたんだ。
- 🧑 そうよ。私はさっき「ユウミさんがアップセットしている」と感じたから、その状態をただ受け取って、私自身はユウミさんのアップセットに影響されずに適切な行動をしたの。
- 🧑 なるほど～。
- 🧑 とくに病院内ではアップセットが起こりやすいから、まずはよく観察してみて、それに影響されないで。
- 🧑 はい、わかりました！ やってみます！
- 🧑 Good！ しっかりね！

物事を適切に扱えない状態の「アップセット」

「セットアップ（Set Up）」という言葉を聞いたことはありますか？ パソコンをインストールして使えるようにしたり、部屋を整えて会議ができるようにするときには「セットアップ」するなどと言いますよね。「アップセット」はまさにその逆で、「物事を適切に扱えない状態」のことをいいます。

たとえば、患者さんの机の上に置いてあるお茶を誤ってこぼしてしまい、「あわわ」と慌ててなにか拭くものを探しているうちに余計に被害を拡大させてしまう、というのが一例です。ほかにも、落ちたと思っていた資格テストに受かっていて、喜びのあまり階段から足を踏み外してしまったり、部下に頼んでおいた会議の資料がすっかり忘れられていて、思わずどなってしまったり、密かに想いを寄せていた人が婚約して、幸せそうなカップルを見るとつい涙ぐんでしまったり、はじめての学会発表で声が裏返って変な声が出てしまうのもアップセットです。また、ストッキングがいつの間にか伝線していて、それをなんとか隠そうと思ったら余計に破れてしまったり、昼ごはんに食べたカレーうどんのカレーが白衣に飛び散っていて、水で落とそうとこすっていたら隣の人を肘で突いてしまったりするのもアップセットです。

このようにいろいろな感情のアップセットがあります（図1）。そして、そのアップセットの状態がよくわかる激しいアップセットから、一見わかりに

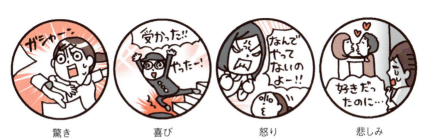

驚き　　　喜び　　　怒り　　　悲しみ

図1 さまざまなアップセット

アップセットには、驚きや喜び、怒り、悲しみのほか、不安や焦り、恥ずかしさなど、さまざまな種類がある。

くい静かなアップセットまであります。これらのアップセットには次の3つの要因があります。

1. 満たされなかった期待や予測があった

いつもどおりの通勤電車に乗ろうと思ったら事故で電車が止まっていた、今月から給料が上がると思っていたら振り込み額が上がっていなかった、などの場合です。

2. 出鼻をくじかれた

頼まれていた仕事にとりかかろうとしていた矢先に「もうできた？」と尋ねられた、家を出ようと鍵を閉めた途端に電気をつけっぱなしだったことを思い出した、などの場合です。

3. 届かなかったコミュニケーションがあった

メールで返信済みと思っていたら送信できていなかった、今日ミーティングがあることを私だけが知らなかった、などの場合です。

「アップセットしている」と声に出してみよう！

みなさんもふだん、自分がアップセットしている瞬間があることにお気づきですか？ここで大事なことは、自分が「アップセットしている」ことにまず気づくことです。アップセットしている自分に気づかずにそのまま行動していると、物事を適切に扱えません。したがって、最初は自分がアップセットしていることに気づくことからトレーニングをはじめ、その自分に気づいたら「アップセットしている」と、声に出して言ってみましょう（図2）。声に出して言っている瞬間は、「アップセットしていない状態」に戻ります。もちろん、人がそばにいて言葉に出しにくいときは心の中でつぶやけばよいでしょう。「アップセット」から「アップセットしていない状態」になると、物事を適切に扱えるようになります。

「アップセットしていない状態」というのは「落ち着く」ことだと勘違いしている人もいますが、落ち着いていても、物事を適切に扱えていなければ、それはアップセットしているのです。

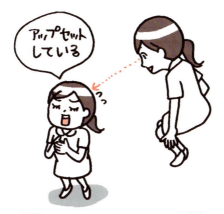

図2 アップセットに気づいたときの対処

　また、アップセットは人から伝播しやすいものなので、アップセットしている人に対応しているとき、その人のアップセットに影響されないように気をつけましょう。そうでなければアップセットがどんどん伝播して、アップセットしている人たちの集まりになってしまいます。

　医療現場では、患者さんはアップセットしやすい状況にあると思っておいたほうがよいでしょう。というのも、病院にいるだけでアップセットしている患者さんはたくさんいます。相手がアップセットしているかどうかは、わかりやすい人とわかりにくい人がいますが、たとえば相手に質問したときの反応を見るのも一つでしょう。「薬は飲んでいますか？」と尋ねたとき、患者さんが「大丈夫です」と答えたとします。このやりとりはどこか変だと思いませんか？　この場合は、薬を飲んだか飲んでいないかを答えるべきなのに、すこしずれた回答をしています。こういうときは、相手がアップセットしている可能性が高いため、より注意してかかわりましょう。

　アップセットは誰にでも自然に起こるものです。アップセットしないように取り組むのではなく、アップセットした後に自分で気づき、すぐにアップセットしていない状態に戻れるように取り組んでください。物事を適切に扱うことができれば、それでOKです。

また、アップセットしていることに気づいても、そこからなかなかアップセットしていない状態に戻れないこともあります。そんなときは、自分のアップセットをいったん受け取って、アップセットしていない状態に戻るチャレンジをくり返してみましょう。そうしているうちにだんだんと、アップセットしていない状態に早く戻れるようになります。まずはだまされたと思って、「アップセットしている」と声に出して言ってみてくださいね。

> 引用・参考文献

1) 山本美保ほか. 生活習慣病診療に役立つ受容と和みのコーチング：コーチングセンス10の対応法. 岸英光監修. 京都, クリエイツかもがわ, 2015, 160p.

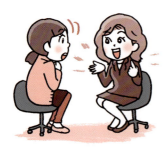

とらされるものではなく、みずからとるもの
【責任】

ユウミは、上司から打診されチームリーダーを引き受けることにしました。ユウミのチームには新人もいますが、看護師長からも看護部長からも「責任をもって厳しく指導するように」と言われ、プレッシャーを感じてきました。

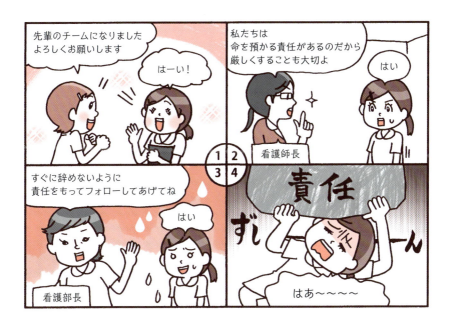

- 私、チームリーダーになったんです。
- わあ～、おめでとう！
- ありがとうございます。でも、なんか責任が重くのしかかってきて、早くもストレスにやられそうです……。
- あら、そうなの。
- はい……。

- ユウミさん、自分で引き受けるって決めたの？
- 一応そうですけれど、師長や部長に言われたから……。
- 言われたから、なったの？
- はい。
- そりゃあ、ストレスになるわね。
- そうなんですか？
- だってユウミさん、「師長や部長に言われたからなった」って受け身だもん。そのままだと、ずっと「やらされ感」がつきまとうから、余計にしんどくなるよ。
- う～ん。
- いまのままだと、なにかあっても自分がリーダーとして立場をとるのではなく、「なんで私がこんな目に遭うの……」と、どちらかといえば被害者の立場になりそう～。
- はあ～。そうはなりたくないけど……。
- 気が重そうね。
- はい。ドッと重いです。
- そうなのね。たとえ最初は与えられて引き受けたリーダーであっても、そこからまた新しく自分で立場をとりなおすこともできるのよ。
- そうなんですか？
- うん。きっかけは言われたからだとしても、ユウミさんはどうして引き受けたの？
- まあ、やってみてもいいかなと思って。
- 自分でも「やってみてもいいかな」と思ったのね。
- はい。
- じゃあ、自分がどうしたいとか、どうやっていこうとか思うことはある？
- えっと、働き出して長くなってきたし、そろそろチームリーダーとしてステップアップした仕事をすれば、自分の成長にもつながるだろうし、仕事のやりがいも増えると思ったんです。
- なるほど～。引き受けた意図もあるし、今後のことも考えているのね。
- そうですね。それに、チームリーダーをやったことがないから、やってみたいと思ったんです。
- そうなの、素敵ね。自分で立場をとった人は、その人の能力がどんどん発揮されていくし、ストレス耐性もできてくるわ。
- よし！せっかく自分の能力を発揮できる機会を得たんだから、やってみます！
- Good！しっかりね！

「責任」とは

「責任」という言葉はよく使われる言葉です。ですが、使う立場や状況、人によって、その解釈も範囲もバラバラです。また、日本では「責任」はできればとりたくないもの、重いもの、プレッシャーになるもの、しんどいものなど、よいイメージが伴わないことが一般的です。まずは日常にどんな責任があるのか例を挙げてみましょう。

1. 任されたり与えられたりした役割や範囲としての責任

みなさんはこのタイトルに矛盾があることにすぐに気づいたでしょうか。本当に責任がある人、企業でいえば社長は、いったい誰から役割を与えられるというのでしょうか。そして、決められた範囲だけをしっかりやっていれば、範囲外を放置していても、責任をとっていることになるのでしょうか。

2. すべきことをする、義務としての責任

絶対にしなければならないのであれば、できるかどうかわからない仕事を引き受けることはできませんね。では、誰もしたことのないこと、自分には力不足だと思うことにチャレンジする人は、無責任になってしまうのでしょうか。

3. 最後までやる、やり遂げる責任

義務としての責任にすこし似ていますね。たとえば優れた経営者は、失敗したときに、途中で潔く撤退することがあります。最後までしがみついてやればよいわけではないのはあきらかです。

4. 途中で辞める、辞任する責任

途中で辞める決断をする責任があるのだとしたら、スキャンダルで辞任する、失敗して辞任するなどの政治家は、責任をとっていることになるのでしょうか。誰が悪いかと犯人捜しをして、その人がいなくなったところで、結果としてなにも生み出してはいません。その人が辞めてどうなったのでしょう。その後、誰がどうしていくかが大事なのではないでしょうか。

例を一つずつみると、その意味に「責任」の要素がないわけではありませ

ん。しかし、これらが「責任」だとすると、なにかおかしくないでしょうか。そしてなにより、このような「重い」「責められる」「辞めさせられる」「後始末」がつきまとう責任をもちたいと思いますか？　これでは誰も責任者になりたがらないだろうと私は思います。心理的な圧迫感が大きい責任はストレスとなり、人をつぶしてしまいます。

能力としての「責任」

「責任」の英単語は複数あります。そのなかで代表的なものとしては、①responsibility、②accountability、③liabilityの3つが挙げられます。この3つの単語に共通するのは、「ability」（①は変化していますが）です。「ability」は「能力」のことです。「能力」という観点から「責任」をみると、①なにか異変に気づいてピンときて、明確に事実を把握し、報告し、適切に手が打てる能力、②最終的に引き受ける能力、③賠償したり履行したりする能力となります。③は日本語の「責任」にもっとも近い感覚かもしれません。

「責任」に能力が関係しているのだとしたら、責任をとることは能力をもち、発揮することであり、とてもポジティブなものとしてとらえることができます。そうであれば、責任をもつ心理的な圧迫感よりも、能力を獲得して発揮する達成感のほうが勝るのではないでしょうか。そして、能力は誰のなかにもあるものであり、それを引き出して育てていけばよいのです。

立場をとる

私たちは、責任がストレスになると思いがちですが、「ストレス」になる場合と、それとは真逆の「ストレス耐性」になる場合とがあります。では、責任とストレスの関係を、ある状況を仮定して検証していきましょう。たとえば乗っていた飛行機のエンジンにトラブルが発生しました。機長と乗客はどのような状況に置かれるでしょうか。

　　もっとも責任が重いのは？……………………… 機長
　　もっとも責任が軽いのは？……………………… 乗客

ストレスに耐えられそうなのは？………………… 機長
ストレスに耐えられずパニックになるのは？…… 乗客
そのとき、飛行機の中でなにかができるのは？… 機長
飛行機の中でなにもできないのは？……………… 乗客

　責任がある人のほうがよりストレスに耐えられるのであって、ストレス耐性が強いからパイロットになれたのではないのです。ただし、責任がストレス耐性になるには、以下の3つの条件があります。

①自分からとった責任であること
②なにが起きているかがわかること
③なにかができること

　上記の3つがそろっているあいだは、ストレスに耐えやすいということです。

　そしてこれは、子育てにも当てはまります。子どもを真剣に育てている親であれば、子どもになにかあったらピンときますよね。素行が変だと思ったら、本人に問いただしたり、担任教師と話をしたり、または体調がおかしかったら病院に連れて行ったり、自分がわからないことを明確にして、そこでなにがわかっても対応するでしょう。たとえ「不治の病です」と言われたところで、あきらめませんよね。なにができるか探し続けるはずです。

　医療現場で働くみなさんも日々、患者さんの命を守るために、みずから責任をとり、知識や経験で状況を的確に把握し、患者さんのためになにができるかを考え実践しています。このことを、「医療従事者の責任」という言葉に置き換えれば、若い人はなりたがらないし、すぐに辞めてしまうかもしれません。しかし、日々挫折や心折れるときがあっても、みなさんは医療従事者として立場をとっています。この「立場をとる」という言葉が責任の代わりにもっと世間で使われるようになると、ストレス耐性もでき、人々の能力が発揮されていくと思います。

　そしてみなさんは、自分の人生に立場をとっていますか？ 食事、運動、睡眠などに気をつけて健康を大事にし、仕事に命を使い、趣味にいそしみ、家

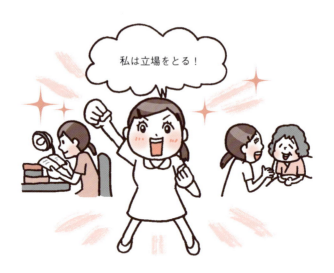

族や友人たちとの時間を楽しみ、自分の人生を豊かに、そして、自分自身が喜ぶような生きかたに立場をとっていますか？ 私たちは、自分の人生の責任者であり、自分の人生に立場をとれる唯一の存在です。みずからが立場をとった人間は、ものすごいパワーを発揮しますし、とっても魅力的です。まずは「自分の人生に立場をとる」と自覚して過ごしてみてはいかがでしょうか。

ないことを勝手に想像して落ち込む悲劇のヒロイン
【分別】

ユウミはいつものように、患者さんや同僚、医師に元気よく挨拶をしていました。しかし、誰もユウミの挨拶にきちんと応えてくれません。ユウミは、自分がみんなから嫌われているのではないかと不安になってきました。

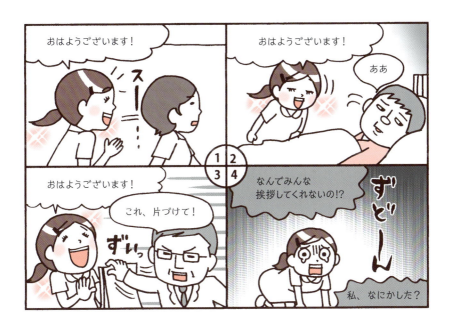

- コーチ、私、みんなに嫌われているみたいなんです。
- ユウミさん、みんなに嫌われているの？
- はい。もう仕事に行くのが嫌になりました……。
- ユウミさん。どうしてそう思ったのか、くわしく聴かせてもらってもいい？
- はい。今朝、挨拶をしたら、みんなに無視されたんです。
- みんなって、全員？

🙍 えっ。う〜んと、看護師仲間のＡさんと、患者のＢさんと、Ｃ先生の３人です。
🙎 じゃあ、みんなじゃなくて、３人ね。どんなふうに無視されたの？
🙍 Ａさんは、廊下ですれ違ったときに挨拶したら、そのまま素通りして行ったんです。
🙎 う〜ん。Ａさんはユウミさんに気づいていた？
🙍 たぶん。でも、目も合わせてくれなかったんです。
🙎 じゃあ、なにか考え事をしていて、ユウミさんに気づいていなかったのかもしれないわね。Ａさん本人に確認してみないとわからないけれど。
🙍 まあ、そうですね。でもＢさんは、私が「おはようございます！」と挨拶したら、「ああ」とだけ言ってそっぽを向いたんです。
🙎 そう。Ｂさんは無視したんじゃなくて、「ああ」と返事をして反対側を向いたのね。
🙍 一応「ああ」とは言ってくれたけれど、本当に愛想が悪かったんです。
🙎 う〜ん。Ｂさんの体調はどうだったのかな？
🙍 えっと、ちょっとしんどそうだったかもしれません。
🙎 そっかあ。それもＢさんに確認してみないとよくわからないわね。
🙍 でも、Ｃ先生は元気そうでした。それなのに挨拶もなくて、「これ、片づけて！」だけなんてひどい！ 私のことを嫌っているみたいです。
🙎 う〜ん。忙しくて手いっぱいだったのかな？
🙍 確かに忙しいのは忙しいけれど、私を嫌っているに違いありません。
🙎 １回挨拶が抜けたからって、ユウミさんを嫌っているかどうかとは、別のことだと思わない？
🙍 でも私、嫌われていると思うんです。
🙎 うん。ユウミさんがみんなから嫌われているように思っているのはわかった！ でも、相手がユウミさんをどう思っているかは、本人に直接聞いてみないとわからないことよね。ユウミさんがそう思っているだけのことだから。
🙍 だって、そんなこと聞けるわけないじゃないですか！
🙎 どうして？
🙍 だって、そんなことを聞いたら、私ますます嫌われてしまう……。
🙎 そっかあ。そんなふうに「ますます嫌われてしまう」って思っていることも、ユウミさんがそう思っているだけのことで、相手がどう思うかどうかは、相手でないとわからないことなの。それはわかる？
🙍 確かに、私が自分で「相手はきっとこう思うに違いない」って決めているところがありますね。
🙎 そう。よく気づいたね。相手が思っているんじゃなくて、「相手がこう思うんじゃないか」って、自分で決めているのよ。

🙎 そっかあ。私、自分で勝手にいろいろ思って決めてしまっているところがありますね。

🙍 そうね。人は誰でもそういうところがあるものなのよ。だから、自分で勝手に決めているんじゃないかっていうことに、自分で気づけるだけでも大きな違いなのよ。

🙎 はい、わかりました！これからは、確かめもせずに自分で勝手に決め込んでいないか、観察してみます！

🙍 Good！しっかりね！

分別（ふんべつ）とは

「分別」というコミュニケーションセンスを紹介します。分別というのは、「ある」こと（事実）と「ない」こと（現実には起きていないこと）に分けて（図）、現実をシンプルに扱えるようにすることです。具体的にどういうことかみていきましょう。

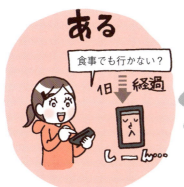
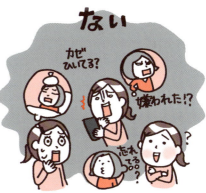

人、物、言動、出来事、体験

・万人に共通認識されていること（体験の内容は個々で異なる）
・「ある」ことは現実としてリアルにあること

評価、描写、解釈、意味、ストーリー、価値、理由、説明など

・主観による（人によって違ったり、時間・状況によって同じ人でも異なったりする。いまは嫌だけれど、後になればよい思い出、など）

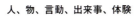

図 「ある」ことと「ない」こと（文献1より作成）

1.「ある」こと
　実在すること、実際に起こったことは、「ある」ことです。
- 人：人のことは「ある」とは言わず「いる」と表現しますが、ありますよね。
- 物：たとえばみなさんがいま手に取っているこの本は、ありますよね。
- 言動：「あっ」と手を挙げながら発言した場合、その言動はありますね。
- 出来事：誰かに会った、ごはんを食べたという出来事は、ありますね。
- 体験：この記事を読んでどう感じたか、というのは体験です。一人ひとり感じたことは異なりますが、パーソナルな体験としてはあります。

2.「ない」こと
　「ある」ことに対して、現実には起きていないことは、文字どおり「ない」ことです。たとえば携帯メールで友人を食事に誘ったけれど、1日経っても返事がないとき、あなたにはどんなことが起こりますか？
- 「体調を崩しているのかな」と心配する
- 「嫌われたのかな」と落ち込む
- 「忙しいのかな」と思い、気にせず放っておく
- 「礼儀を知らないな」と怒る
- 「忘れているのかな」と思い、メールを再送する
- 「食事が嫌だったのかな」と思い、映画に変えてメールを再送する
- 「もう友だちじゃない」と無視する
- 「もっとよい案を考えてくれているのかな」と楽しみにする

　上記のように、いろいろな「ない」ことを加えます。

「分別」を行うことで、その後の気持ちや行動が変わる

　以上のように一つの「ある」（人、物、言動、出来事、体験）ことがあったとき、さまざまな「ない」（評価、描写、解釈、意味、ストーリー、価値、理由、説明など）ことが人によって自動的に加えられていきます。どういう「ない」ことが加わるかによって、その後の気持ちや行動も変わります。携帯メ

ールの例では、「ある」ことは「携帯メールで友人を食事に誘ったけれど、1日経っても返事がない」ということですね。それだけのことです。しかし、私たちはそれに「ない」ことを加えてしまいがちです。箇条書きで示したように、「ある」ことに対してあまりにも無自覚に「ない」ことを加えているため、その「ない」ことまでを「ある」ことのように錯覚してしまうことが多いのです。

　ほかにも、たとえば、師長に仕事を頼まれた瞬間に「また私〜？」と思い、ムッとした表情で「わかりました」と言ってしまったことはありませんか？ この場合、「ある」ことは「師長に仕事を頼まれた」ということだけです。それに対して、自分が「また私〜？」という「ない」ことを加えたために、ムッとした表情で返事をするという行動になったのです。この「また私〜？」の「また」は、2回連続だったためにそう思ったのかもしれませんし、5回連続だったためにそう思ったのかもしれません。どのくらいの間隔で「また」と思うかは人それぞれでしょうし、ほかのメンバーのなかにも「また私〜？」と思っている人がいるかもしれません。そして、師長はその人に期待をしているからこそ、仕事を集中して頼むのかもしれませんし、その人が仕事ができないから鍛えようと思って頼むのかもしれませんし、なぜか師長の前にその人がたまたまいる確率が高いから頼むだけのことかもしれません。師長がどういう意図でその人に仕事を頼んだのかは、師長に確認してみないとわからないことです。自分であれこれ「ない」ことを考えてみたところで、それが事実かどうかは定かでありません。たとえそのことを師長に確認できなくても、自分が「ない」ことを加えていると気づいて分別し、物事を適切に扱えるとよいのです。

　私たちは日常生活のなかで、いかに自分で「ない」ことを加えて、それに振り回されていることでしょうか。それほど「ある」ことに対して「ない」ことは無自覚に加わるため、自分では「ない」ことを加えていることにさえ気づいていないことが多いのです。

　まずは、「ある」ことに対して「ない」ことを加えてしまっていることに気

づくところからトレーニングが必要です。そして、「ある」ことと「ない」ことが分別できるようになれば、「ある」ことを扱うことで現実がシンプルになります。ふだん、いろいろな「ない」ことを加えて現実を複雑にしてしまっているため、分別して観察できるようになると、心が楽になり、行動に移るスピードも速くなります。どうぞ試してみてください。

引用・参考文献

1) 山本美保ほか. 生活習慣病診療に役立つ受容と和みのコーチング：コーチングセンス10の対応法. 岸英光監修. 京都, クリエイツかもがわ, 2015, 160p.

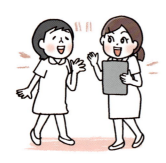

「できない」「無理だ」からは なにもはじまらない
【可能】

ユウミはある日、患者さんや同僚、上司にいろいろな提案をしてみましたが、みんながみんな「無理だ」と言います。誰もが実行に移す前に無理だと決めつけていて、ユウミはムカムカしてきました。

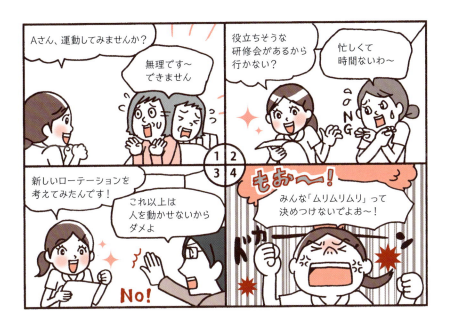

- はあ〜、もうやってられません……。
- あら、溜め息ついてどうしたの?
- 私の周りの人、みんな「ムリムリムリ」って言って、やってみようとも、時間をつくろうとも、考えようともしないで、すぐに無理って決めつけているんですよ!もおっ!
- そうなんだ。

- 🙍 私、そんな人たちといっしょにやっていくのはもう無理ですっ！
- 🙎 ん？ユウミさんも無理って決めつけるの？
- 🙍 えっ……。
- 🙎 ユウミさんもいま、同じことをしたって気がついた？
- 🙍 ガーン。私も同じことをしましたね……。
- 🙎 ね。私たちって、反射的にすぐ「無理」って言っちゃうところがあるのよね。まずはそういう自分に気づくことが大事なのよ。
- 🙍 他人のことには気づきやすいけれど、自分のことって意外と気づかないものですね。無理なのはもっともなことのように思ってしまって。
- 🙎 そうなのよ。人はね、自分のことには気づきにくいものなのよ。無理じゃないかもしれないのに、反射的に無理って思ってしまって、それが自分ではもっともなことのような感覚になっちゃっているの。
- 🙍 う〜ん、確かに。
- 🙎 だから、「無理」って思った瞬間に、「本当に無理かな？」と自分に尋ねてみることが必要なの。そう自分に問い直すと、意外とそうでもないことに気がつくのよ。
- 🙍 ふ〜ん。
- 🙎 パラダイムシフトコミュニケーション®で「可能」っていうものがあるのだけれど、まずは自分が「可能だ」というところに立って物事を考えるの。「もう無理だ、不可能だ」っていうところに立つのではないの。
- 🙍 はい。
- 🙎 そして、これも可能かも、あれも可能かもと、「〜かも」をつけて、「ほかにもあるかも」といろいろ試してみるの。
- 🙍 かも……。
- 🙎 そう。「〜かも」って思ったことをできるかどうかは別にして、とにかく試してやってみる。もしダメだったら、また次の「〜かも」を試してみる。それでもダメだったら、ほかの「〜かも」を試してみる。これをくり返すのよ。「〜かも」だったら、軽やかだし、ダメージも少ないでしょ。
- 🙍 そっかあ〜。
- 🙎 うん。でね、人は5、6個案を考えたら、もう全部出し切ったような気がするけれど、可能はいくつも無限にあるものなの。また、自分が無限にあるってとらえているから、いろいろ考えも湧いてくるのよ。
- 🙍 じゃあ、私もそんなふうなありかたでやってみます！
- 🙎 Good！しっかりね！

「可能性」と「可能」の違い

「可能」という言葉は、ふだんあまり使いませんね。よく使うのは「可能性」という言葉のほうでしょうか。ここで「可能性」と「可能」の違いを図1でみてみましょう。一つのことが起こる確率を「可能性」といい、起こりうる事象はすべて「可能」となります。

ブレインストーミング

米国人のアレックス・F・オズボーンが1940年すぎに考案した「ブレインストーミング」（直訳すると「脳みその嵐」）という、会議のなかで使われるアイデア出しの手法があります。突拍子もない、正気とは思えない、クレイジーなニュアンスさえ感じるほど公序良俗に反していてもOKというくらい、真面目に堅苦しく考えてしまわないことがポイントです。そんなブレインストーミングで、思いつく限りの選択肢をたくさん挙げていくことによって、新しい型破りな方法を見つけていくことができます。その際のルールとして、次のようなことがあります。

可能性	可能
たとえばサイコロをふると……	たとえばサイコロをふると……
1が出る確率は　6分の1 2が出る確率は　6分の1 3が出る確率は　6分の1 4が出る確率は　6分の1 5が出る確率は　6分の1 6が出る確率は　6分の1	1が出る可能がある 2が出る可能がある 3が出る可能がある 4が出る可能がある 5が出る可能がある 6が出る可能がある 物に挟まって斜めに立つ可能がある なにかに当たって割れてしまう可能がある どこかに転がってなくなる可能がある 猫が口にくわえて持っていく可能がある など、ほかにもまだまだ可能はある

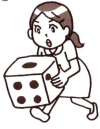

図1　「可能性」と「可能」の違い

①ユニークなアイデア、見当違いなアイデア、未熟なアイデアも歓迎する（自由奔放）。
②アイデアの量を求める。アイデアは多いほどよい（質より量）。
③提出されたアイデアに対する批判や判断、意見はブレインストーミング中は排除し、結論をその場で決めない（批判厳禁、結論厳禁）。
④他人のアイデアを修正、改善、発展、結合する。出されたアイデアの改善案や組み合わせなども歓迎する（便乗発展、結合改善）。

　ブレインストーミングは、やりかたを見つける方法と思われていますが、やりかたを見つけるただの方法ではなくて、やっているうちに、その人たちのありかたが変わっていくという特徴があります。では、ありかたを変えるためには、職場の会議などでブレインストーミングをくり返して、熟練しなければならないのでしょうか。そんなことはありません。もっと早くて簡単でよいのです。まずは何事に対しても「可能である」というありかたで臨んでみましょう。

「可能」というセンス

　「可能」というセンスは、ブレインストーミングとよく似ているように思われますが、違います。手段が先ではありません。ありかたを変えることで、やりかたが変わるのです。

　まず自分が「可能」というところに立つことが重要です。そのうえで「ほかになにかあるかも」「まだなにかあるかも」と、「ほかには？」「ほかには？」「ほかには？」と、いろいろ、いろいろ、考えていくのです。自分が「可能」に立っているから、見えてくるもの、思いつくことがある、すばらしくパワフルなセンスなのです（図2）。

「可能である」というありかたが「可能を開く」

　そのために、「〜かも」を口癖にしてみてはいかがでしょうか。ブレインストーミングが会議手法なのは、一人でやるよりも複数人でやったほうが効果

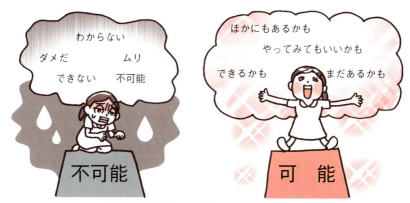

図2「可能」に立つと見えてくるもの

的だからです。しかし、つねに周りの人と会議や会話ができるわけではありません。残念ながら人は、一人でアイデアを考えていると、たいてい5、6個案を出したくらいで「ああ、もういっぱい考えた」と満足してしまいます。そんなときこそ、自分を可能というところに立たせて、自分がやれる・やれない、できる・できないにとらわれずに、「まだあるかも」「まだ出してもよいかも」とつぶやいてみてください。人間の脳は優秀ですから、かならず期待に応えてくれますよ。

　これが先にありかたを変える「可能」というセンスなのです。「可能」というセンスを身につけることによって、自分がこれまで「こうだ」と決めつけていたことが、そうではなくなります。自分の世界が広がり、可能が開かれていくのです。私自身、無理だと決めつけていたのは、ほかの誰でもない自分自身だったことに気づいて、何度愕然としたことでしょう。

　ありかたの違いでどんなふうに可能が開くのか、ぜひみなさんも観察してみてください。

> 引用・参考文献

1) 山本美保ほか. 生活習慣病診療に役立つ受容と和みのコーチング：コーチングセンス10の対応法. 岸英光監修. 京都, クリエイツかもがわ, 2015, 160p.

8 物事がどんどんできちゃう "やる気⇔行動"の好循環
【バイタリティのサイクル】

最近グラウンド・ゴルフをはじめた患者さんに様子を尋ねてみると、「上達しないからもうやめたい」と言います。せっかくなら続けてほしいユウミは説得を試みましたが、患者さんの意思は変わらずユウミは困ってしまいました。

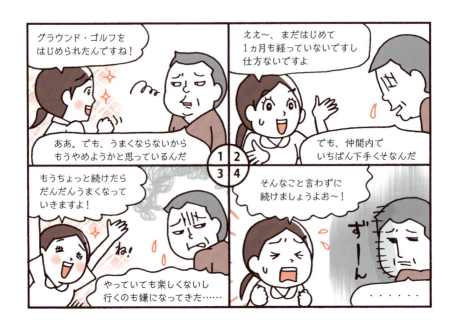

- 🧑‍⚕️ コーチ、患者さんがせっかくやる気になってグラウンド・ゴルフをはじめてくれたのに、たった1ヵ月で「もうやめたい」って言い出されたんです。続けてほしいのに……。なにかを続けるってむずかしいですね。
- 🧑‍⚕️ そうなんだ。
- 🧑‍⚕️ 「うまくならないから楽しくない」って、そりゃあ、まだ1ヵ月しか経っていないんだから、当たり前ですよね。もうちょっと続けてくれたら、絶対うまくな

っていくのに。
- その患者さんは、どうしてグラウンド・ゴルフをはじめたの？
- 「運動したほうがいいですよ」って、ずっと私がお勧めしていたんです。
- そう。じゃあ、ユウミさんに勧められてはじめたのね。
- だって、運動したほうが身体にいいじゃないですか。
- そうね。じゃあ、数ある運動のなかで、グラウンド・ゴルフをするって決めたのはなぜ？
- それも、私がお勧めして……。
- ユウミさんがお勧めしたの？
- はい。だって「なにをしたらいいかわからない」っておっしゃるから。グラウンド・ゴルフだったら、そんなに激しい運動ではないし、仲間とお話ししながらできるから、楽しいだろうなと思って。
- なるほど。ユウミさんの気持ちはわかった。でも、患者さんの気持ちはわからないわね。そこに患者さんの主体性はあったのかな？ ユウミさんに言われたからはじめただけのこと？
- えっと、確かに私に言われたこともありますけれど、患者さんも同意してくれてやりはじめたんですよ。それに「なにをしたらいいかわからない」って言うから……。
- そうね。だから、ユウミさんが提案してあげたのよね。
- そうです。
- でも人はね、誰かに言われてやったこと、誰かに決められてやったことって、あまり続かないのよね。ユウミさんもそんな経験がない？
- そう言われたら……そうかも。
- うん。その患者さんがなにをすることにやりがいを感じて、生きる喜びにつながるのか、意図をお聴きしてもよかったかもね。
- 意図……。前に教えてもらった「意図」ですね。
- 人はね、自分の意図に沿っていることを、自分で考えて、自分で決めて行動することで、やりがいを感じるの。それがうまくいったら、「ヤッター！」ってうれしくてまた続けようと思うし、うまくいかなくても「クッソー！」って悔しくてまたチャレンジしてみようと思うものなの。
- そっかあ。私、患者さんから意図を引き出せるようにお話を聴いて、患者さん自身で考えて決めて、行動してもらえるようにかかわってみます！
- Good！ しっかりね！

第2章 8　物事がどんどんできちゃう "やる気⇔行動" の好循環【バイタリティのサイクル】

バイタリティのサイクル（軽やかに物事が実行できる仕組み）

　一般的に、楽しいことは続き、楽しくないことは続かないといわれていますね。確かにこれについてはみなさんも実感があるのではないでしょうか。でも、よくよく考えてみると、たいへん大雑把な分類です。スポーツを例に挙げれば、続けるためにも、上達するための練習にも、苦しいことや楽しくないことが多々あります。試合でミスをして負けるととても悔しくて、「もうやめる！」と感情が溢れることもあるかと思います。でも、しばらくするとそのことをケロッと忘れ、また挑戦しているから続いているんですよね。また、「下手の横好き」ということわざがあるぐらいですから、うまいから続くとか、なにか見返りがあるから続くというわけでもなさそうです。

　パラダイムシフトコミュニケーション®では、グルンと音がしそうなくらいよく回る、物事を実行し続ける仕組みを「バイタリティのサイクル」と呼びます。たいていの子どもはバイタリティのサイクルを回す達人です。誰に頼まれたわけでもないのに、いたずらに命をかけたり、自転車や一輪車に乗るために傷だらけになって練習したり、車の機種や妖怪の名前をすべて暗記したり、道路に落ちている石を宝物にしたりしますね。ですが、このバイタリティのサイクルは、大人になると使い続ける人と使わない人に分かれやす

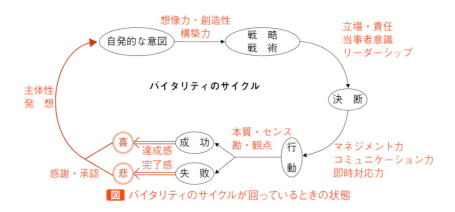

図 バイタリティのサイクルが回っているときの状態

いものだといわれています。もちろん大人でも、バイタリティのサイクルを回している人もいます。私の知り合いにマラソンを趣味にしている人がいるのですが、その人は毎回走って気持ちよいと感じているのははじめの数キロで、その後はつらくて苦しくて、「家族を放ったらかしにしてなんのために走っているんだろう。もう引退しよう」と思うのだそうです。もちろん完走したときには達成感があるため、しばらくするとまた走りたくなるそうですが、完走できないときのほうが逆に反省点や次回の戦術が頭をかけめぐり、すぐに走りたくなっているのだとか。そのときの脳内を図に示します。

バイタリティのサイクルで自然と鍛えられるセンス

　みなさんの周りでも「そういえばあの人、バイタリティのサイクルが回っているな。素敵だな、うらやましいな」と感じる人がいませんか？　その人に能力があるから活動的なのではなく、バイタリティのサイクルが回っているだけのことなので、じつは誰でも、子どものころのように物事を実行し続けることができるのです。また、バイタリティのサイクルが回ると、ただ活動的になれるだけでなく、仕事や生活に役立つセンスが自然と身につきます。

　たとえば「戦略・戦術」を考える過程で、「こうなったらおもしろいな、こ

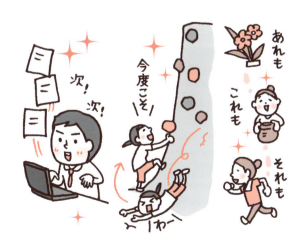

んなのありだな」とイメージする**想像力**、「どうすれば新しく創り出せるか」という**創造性**、段取りをして計画を立て、これから起きそうなことに手を打つ**構築力**を使います。「決断」しようとするときは、そのことに**立場**や**責任**をとるなかで、**当事者意識**が**リーダーシップ**へと発展します。また、「行動」しようとするときは、ヒトやモノ、時間などを適切に配置・配分して管理する**マネジメント力**、意思疎通を図るための**コミュニケーション力**を使います。そして、なにが起きても対応できる**即時対応力**も身につきます。

「行動」して「成功」や「失敗」を経験するうちに、「こういうものなんだ」と物事の**本質**をつかんだり、「このタイミングかな」と**センス**が磨かれピンとくる**勘**が育ったり、「ここを押さえておけば大丈夫」という**観点**が増えたりします。そして、「成功」すれば**達成感**を味わえますし、「失敗」しても**完了感**（過去を引きずらないで次にいける感覚）が芽生えます。それだけでなく、「あなたのおかげでうまくいったよ」という**感謝**が生まれたり、「私たち、がんばったよね」と**承認**し合ったりできます。そして、「今度はこんな方法でまたやりたい」という**主体性**や**発想**も生まれます。

バイタリティのサイクルが回っていると、このような副産物にもいろいろと恵まれ、さらに活き活きと自分の意図に沿った行動を続けることができるのです。

バイタリティのサイクルが回る条件

ただ、このバイタリティのサイクルが回るには、「自発的な意図」「戦略・戦術」「決断」のうち、どれかが自分のものであることがポイントです。

冒頭の漫画では、ユウミさんの「〜になってほしい」という意図から、ユウミさんが戦略や戦術をあれこれ考え、患者さんに提案していました。しかし、ユウミさんが決めるのではなく、その作業に患者さん本人がかかわることが大事なのです。そのためには、患者さんの意図を引き出すように、患者さんの話をしっかり聴くことが大切です。そうすることで、患者さん本人が自分で考えて自分で決めて、自分で行動するようになり、患者さんのバイタ

リティのサイクルが回りはじめます。

　バイタリティのサイクルを回すためには、はじめが肝心というわけでもありません。途中からでも大丈夫です。「仲間内でいちばん下手くそなんだ」と患者さんがとても残念そうにしていたときに、「下手くそで嫌だったんですね」と患者さんの気持ちを十分に聴いて受け取っていたら、もしかしたら患者さんの「うまくなりたい」を引き出せたかもしれません。

　ぜひみなさんも、相手のバイタリティのサイクルが回るようにどんなふうにかかわればよいか、試してみてくださいね。そして、自分自身の「患者さんとかかわる」というバイタリティのサイクルもグルングルンと回し続けてください。

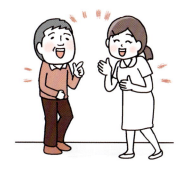

第3章

なりたい自分に近づく

1 あの人、あのコトに影響されて変わる私
【エンロール】

ある患者さんが、師長に影響されて山登りをはじめてみようかと話していました。すると、ユウミの同僚も師長に憧れているといいます。そんな話を聞いて、ユウミも患者さんや同僚によい影響を与えたいと思うようになりました。

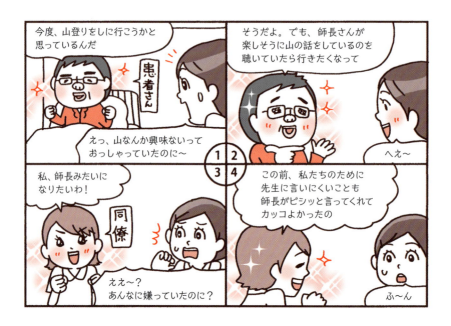

- コーチ、私の周りでね、師長がやっていることに挑戦してみようとする患者さんや、師長みたいになりたいって言う同僚がポツポツいるんです。
- ふ〜ん、素敵な師長さんなのね。
- う〜ん、素敵というか、なんかわからないけれど影響力があるんです。同僚なんか、ついこの前まで師長のことを嫌っていたのに、ある瞬間からファンになっているんですよね。私も人にいい影響を与えられるようになりたいと思って。

- どうしたら、そうなれるでしょうか？
- そうねえ。ユウミさんは、どうして私のところに来てくれるようになったの？
- それは、コーチのセミナーに参加したときに「この人に個人的な話を聴いてもらいたい」と思って……。
- じゃあ、そのときにピンときて、私のところに来てくれたのね。
- はい。
- で、来てみてどうだった？
- う〜ん、コーチのふんわりとした癒されそうな雰囲気はそのままだけれど、思ってもみなかったことをサラッと言われて、ウッてなることがあります。
- ははは。正直に伝えてくれてありがとう。あのね、パラダイムシフトコミュニケーション®では「エンロール」っていうのがあるの。
- エンロール？
- そう。私がユウミさんを誘ったわけではないのに、ユウミさんが私を見つけて、ピンときて、ユウミさんの意志で個人セッションに来てくれているでしょ。そんなふうに、相手が自分の選択と責任で新しい次元（世界）に自分から巻き込まれていくことを「エンロール」っていうの。
- ふ〜ん。
- 師長さんが患者さんに山登りを勧めたわけでも、同僚の方に「私のようになりなさい」と言ったわけでもないよね。でも、師長さんの話が患者さんにエンロールを起こして、患者さんの行動に変化を生んだり、師長さんの振る舞いが同僚の方の生きかたに変化をもたらしたりしたのよ。
- なるほど〜。
- ユウミさんもいままで意識したことはなかったかもしれないけれど、誰かやなにかにエンロールされたことはあるだろうし、誰かやなにかをエンロールしたこともあると思うわ。
- そうですね。エンロールしたかどうかはわからないけれど、エンロールされた体験はいくつもあります。そういえば、私が看護師になったのも、祖母が入院したときの看護師さんにエンロールされたからです。
- そうね。エンロールする人はエンロールされる人でもあるから、まずはなににでもエンロールされてみて！ エンロールされてみると、新しい発見や気づきがあるから、試してみてね。
- はい！ まずはエンロールされてみます！
- Good！ しっかりね！

第3章 1 あの人、あのコトに影響されて変わる私【エンロール】

エンロールとは

「enroll」という動詞を辞書で引くと、「名簿に記載する」「会員にする」「登録する」などの意味が載っています。過去に、ある宗教団体が人を勧誘することを「エンロール」という言葉で表現したこともあり、エンロールという言葉に対してよいイメージをもっていない人もいるかもしれませんが、ここで伝えたい本質は、そういう意味ではありません。

たとえば「エン」がつく似ている言葉に「empower」や「encourage」があります。「エンパワー」は「力づける」、「エンカレッジ」は「勇気づける」という意味で、どちらも「エン」は「つける」という意味で使われています。では、「エンロール」は「巻きつける」になるのかというと、そうではありません。そもそも「つける」は、「力」や「勇気」を外側から「つけている」のではなく、その人の内側にあるものを「引き出して」いるのです。だからエンパワーでは、落ち込んでいる人がいたら、こちらの「力をつけている」のではなくその人の「力を引き出している」のであり、エンカレッジでは、勇気がない人にこちらの「勇気をつけている」のではなくその人の「勇気を引き出している」のです（図1）。同じように考えると、「エンロール」という

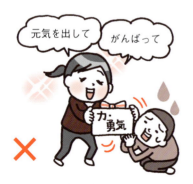
力や勇気を「押しつけている」

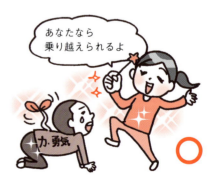
力や勇気を「引き出している」

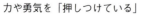
図1 エンパワー・エンカレッジの誤った解釈（左）と正しい解釈（右）

のは、「その人が自分の選択と責任で新しい次元（世界）に自分から巻き込まれていく」ことを指します。

エンロールは行動が伴う

「エンロール」をもうすこし具体的に説明しましょう。たとえば、イチロー選手に憧れて野球をはじめた少年はたくさんいるでしょうが、イチロー選手が「野球をやりなよ」とか「メジャーリーグは稼げるよ」「有名になれるよ」などと言って、少年たちを誘ったわけではありませんね。イチロー選手が野球をしている姿に触発されて「僕も野球をしたい」と、少年たちが自分の選択と責任で野球をはじめていったのです。まさに、イチロー選手にエンロールされて野球をはじめたのです（図2）。そして、イチロー選手自身は、子どものころからずっと、野球というものにめちゃくちゃエンロールされ続けている人でもあるのでしょう。

みなさんも、自分がまったく興味がなかったことに、ある人にエンロールされて興味をもち、はじめてみたことはありませんか？ また、ある人の話・

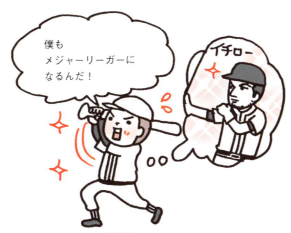

図2 エンロール
自分の選択と責任で新しい次元（世界）に自分から巻き込まれていくことをエンロールという。

本・写真・動画などにエンロールされて食べたもの、観た映画、行ったコンサートや店、訪ねた場所などがありませんか？　振り返ってみると、エンロールされて行動したことがいくつも思い浮かぶと思います。そして、エンロールは、説明されている状況のなかからよりも、そのことを体感したり、そのことに感動したりして心が動いたところから生まれます。

いろいろなエンロール

　エンロールというと、楽しくて盛り上がっていたり、ポジティブでキラキラ輝いていたりするようなことにしかエンロールされないような気がするかもしれませんが、そうではありません。ネガティブで暗い衝撃的なことにもエンロールされることがありますし、静かな淡々としたものにエンロールされることもあります。たとえば、悲惨な戦争体験を聴いて、その後の生きかたや考えかたが変わったことはありませんか？　難病を患う人を知って、献血や寄付などをはじめた人はいませんか？　被災地の映像を見て、「なにか自分にできることはないか」とボランティア活動をした人はいませんか？

　また、エンロールは、人や物だけではなく、場（空間）にも起こりますので、人が集まってくる場や集まりの悪い場などを観察してみると、エンロールが生まれる要素に気づくかもしれません。

人生すべてがエンロール

　他人からエンロールされて誰かに会いに行った、なにかをした、取り入れたなど、エンロールされたことを自分にどう取り入れていくかで、人生は変わってきます。人生は、あなたがエンロールされたものでつくられていくのです。そして、そんなあなたに触れた人の人生にも影響を与えます。あなたが誰かをエンロールする存在になるのです。

　だからこそ、まずはたくさんエンロールされる体験を積んでみてください。そのなかで、エンロールというセンスがあなたのなかに取り入れられますし、自分がなににエンロールされているのか、自分の新しい能力に気づいたりも

します。そして、自分の能力が発揮されていくと、あなた自身もエンロールする人になっていくのです。新しい次元（世界）を楽しむ意図で、「エンロールされる・エンロールする」をぜひ試してみてくださいね。

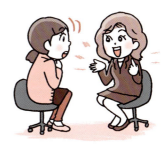

過去に引きずられすぎない！
過ぎ去ったことには潔く決別を
【完了】

ユウミは、最近姿を見ていなかった患者さんが、どうやらほかの病院へ転院したことを知りました。その患者さんと最後に会った日、ユウミはちゃんと対応できておらず、そのことが原因で転院したのではないかと思いはじめました。

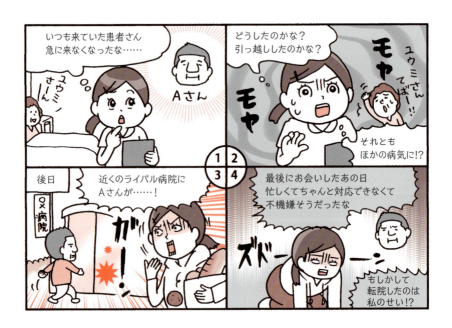

- はあ〜。なんかどんどん落ち込んできました……。
- あら、どうしたの？
- ずっとうちの病院に通院してくれていた患者さんが急に来なくなって……。どうしたのかなって気になっていたら、たまたま近くのライバル病院に入って行く姿を発見して……。あ〜、その患者さんに最後に会った日、私、すごく忙しい日で、いつもみたいにていねいな対応ができなくて、不機嫌にさせてしまっ

🧑 たのが心残りなんですよね……。
👩 そんなことがあったんだ。
🧑 はい。もし転院したのが私のせいかもと思うと、夜も眠れなくて……。
👩 それはつらいわね。
🧑 はい……。
👩 ユウミさんは過去が過去ではなく、いまも過去に彩られているのね。
🧑 ん？ どういうことですか？
👩 あのね、ユウミさんは過去に終わったことが、ユウミさんのなかでは終わっていなくて、そのことがいまもずっと心の中を占めているんじゃないの？
🧑 そうです。
👩 ね。そうすると、過去のことがどんどん積もり積もっていくから、月日が経つほどたくさん溜まってきて、つらくなるわね。
🧑 そうなんです〜。
👩 ん。その状態だと、いまが過去の影響を受けすぎていて、きちんといまの状態をみていなかったりするのよね。いまの現実ではなくて、過去のことに基づいてしまっているの。
🧑 え〜、そうなのかなあ。
👩 うん。きちんと過去は過去、いまはいま、と区切られているといいわね。
🧑 そうですね。どうしましょう？
👩 ユウミさんは「完了」できていないのよ。
🧑 完了？
👩 そう。「完了」というのは、そのことはそのこととして受け取って、そのことに影響されずに次に進める状態になっていることよ。
🧑 ふ〜ん。
👩 自分で意図から「完了」を創るの。たとえば、その患者さんがほかの病院に転院された原因は、ユウミさんの対応が原因かどうかはわからないことよね。いまとなっては、その患者さんにお尋ねすることもできないしね。
🧑 はい。
👩 でも、ユウミさんはそのときていねいな対応ができずに患者さんを不機嫌にさせたって、ずっと気になっているのよね。
🧑 そうです。
👩 じゃあ、「あのとき、私は患者さんにていねいな対応ができなかった。マル。完了」って、そのことに「完了」してみて。このときの「マル」は句点の「。」よ。そして、これから自分がかかわる患者さんにどう対応していくかということに、

第 3 章 2

過去に引きずられすぎない！ 過ぎ去ったことには潔く決別を【完了】

143

🧑 新しく取り組んでいくのよ。
🧑 なるほど。ずっと引きずったままではなく「完了」して、また新しく取り組んでいくんですね。
🧑 そうよ。過去にとらわれたままの自分ではなく、過去は「完了」して、次にまた新しく取り組み直すことで機能するの。
🧑 はい、わかりました。やってみます！
🧑 Good！ しっかりね！

「完了」と「終了」の違い

「完了」という言葉はあまり使わないかもしれませんが、「終了」はよく使いますね。たとえば、勤務時間が終了したとか診療時間や休憩時間が終了した、または試合終了とかサービス期間の終了など、終わったことは「終了」ですよね。でも、終わったことだけれど終わっていないと感じることがありませんか？ たとえば、つき合いは終わったけれど別れた相手のことが忘れられない、かなり前に先輩に注意されたけれどそれ以来先輩が苦手、去年資格試験に落ちたショックから立ち直っていない、昨日見逃したテレビドラマが気になっているなど、大きなことから小さなことまで含めると、誰でも一つや二つ、人によってはたくさんあるかもしれません（この大きい小さいも自分の感覚で測っているものなので、定かではありませんが）。

これらのように、終わったことだけれど自分のなかでは終わっていないこと、そのことに影響を受けている状態は、「完了」できていない状態です。「完了」とは、そのことはそれでよしとして、そのことに影響されずに、次に進める状態になっていることです。

過去を「完了」し、現実に取り組む

みなさんは、過去のこと、いまさら変えようのないことを考えていることがありませんか？ 私たちは未来のこと、これからのことを考えているつもり

でも、じつは過去にとらわれていて、いま現在のことさえ、きちんと把握できていないものです。そもそも、それが過去のことだと気づかず、または終わったことだと認めたくないこともあるかもしれません。

たとえば、ダイエットを続けている人を考えてみましょう。「昨日、食べすぎた」「ランニングをさぼった」など、自分の行動をどんなに後悔しても、過去に戻ることはできません。そして、そんな日が昨日だけではなく、一昨日も、そのまた前の日もとたくさんあればあるほど、後悔は積もり積もっていきますし、その後悔が今日に活かせていないと残念です。後悔ばかりが増えてもつらいだけなので、できなかった過去は過去として完了し、いま、これから新しく取り組むことが大事なのです。過去は完了して、日々新しく取り組むからこそ、取り組みも続けられるのです。

ほかの例として、大好きな人とのつき合いが終わったとき、そんな現実を認めたくないこともあるでしょう。「まだなんとかなる」と思う気持ちもわかるし、実際「なんとかなる」かもしれません。そんなときも、まずはその恋愛に「完了」を創ることが大事です。「完了」して、また新しい自分で取り組むことも自由だし、新しい自分で次の道を選ぶことも自由です。「完了」することでみえてくることがあるし、気づくことがあります。そして、その気づきを活かして、次へと進むことが自分をより力づけてくれます。

「完了」は自分で創り出す

「完了」は、たとえそのことが終わっていない状態であっても、自分で創り出すことができます（図）。たとえば、朝ごはんの後片づけができずに出勤したけれど、それは帰宅後にするからよしとし、朝ごはんの後片づけがすぐにできなかったことは「完了」して業務に集中する。最近口をきいていない同僚がいて気になっていたけれど、そのことはいまは手をつけないでよしとして「完了」し、最近口をきいていない同僚がいるまま、仕事に支障を来さずしっかり仕事をする。このように気持ちは現在進行形な状態でも、自分で「完了」を創ることで、そのことに影響を受けずに自分が取り組むことをしっか

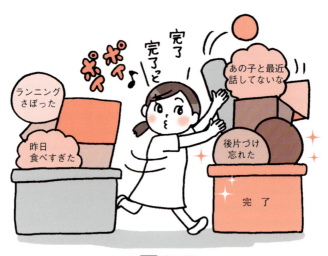

図 完 了
完了は自分で創り出すものである。

り実行できる状態にします。

　「完了」はいつでも自分次第で創作できるものです。「完了」は、自分がそのことに対して「完了できる、できない」ではなく、そのことに対して「完了する、しない」です。ですから、いまは「完了」できないと思っても、まずはその状態をそのまま受け取り（25ページ参照）、「完了」すればよいだけです。

　日々、ていねいに一つひとつを「完了」することで、ストレスを軽減することができます。毎日仕事が終わったら帰宅途中で「完了」を創りましょう。そうすれば、プライベートを充実させることができますね。もちろん、プライベートも出勤中に「完了」します。通勤中に変な人に出会ったりトラブルに遭ったりしたら、それは適切に対応して「完了」します。「完了」の創作で心が整理され、楽になれば、みなさんの健康促進にも役立つのではないでしょうか。日常生活を軽やかにして、そして、自分を前進させていきましょう。

引用・参考文献

1) 山本美保ほか. 生活習慣病診療に役立つ受容と和みのコーチング：コーチングセンス10の対応法. 岸英光監修. 京都, クリエイツかもがわ, 2015, 160p.

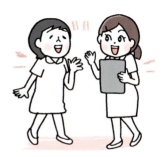

「こうなりたい」と願う未来の自分の姿がいまの行動を変える
【ありかた】

ユウミの先輩は「患者さんが最優先」といつも話しています。ユウミはそんな先輩を尊敬していましたが、その先輩がときどき、患者さんの対応を後回しにしたり、文句を言ったりしているのを見聞きして、ユウミは矛盾を感じました。

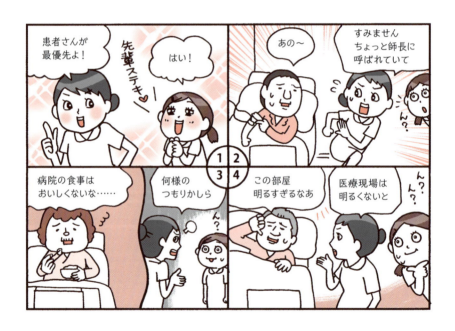

- 👧 ん〜、よく「患者さんが最優先」って言っている先輩がいて、素敵だなと思っていたんですけれど、先輩をよく観察していたら、言っていることとやっていることが一致していないんですよね……。
- 👩 あら、そうなの。
- 👧 ん〜。もちろん、患者さんのことは考えているけれど、そのときどきでなにを優先するかにはずれがあるように思えて……。

🧑 そうなんだ。ところで、ユウミさんはなにを大事にしているの？
👧 えっ、私ですか？ そうですね〜。「患者さんが最優先」とも思っているけれど、私は患者さんがすこしでも楽になればいいなと思っています。
🧑 素敵ね。
👧 えへへ。
🧑 で、患者さんがすこしでも楽になればいいと思っているユウミさんは、どんなことを実際にしているの？
👧 え……。なんとなく「患者さんがすこしでも楽になればいいな」と思っているだけで、ずっとそう思っているわけではなくて。仕事はもちろん、ちゃんとしていますが、なにか特別な行動ができているわけでもないです……。
🧑 あらら。
👧 そう考えると、先輩も私と同じかもしれないです。有言実行しようとしているんだろうけれど、できていない。でも、思っているだけの私より先輩のほうがレベルは高いかも。
🧑 人と比べる必要はないわよ。ユウミさんはせっかく先輩の言動を観察したわけだから、その観点を自分にも活かせると思うの。
👧 自分に活かす？
🧑 そう。ユウミさんは、言っていることとやっていることが一致していないことに引っかかったのでしょ。
👧 はい。それに、自分もそうできていなかったことに気づきました。
🧑 うん。気づいたら訂正すればいいだけよ。
👧 はい。
🧑 ユウミさんが気づいた観点はとても大事なことよ。自分が言っていることを自分がちゃんとやっているかどうか。人は、自分が言葉どおりに生きていると、一致感があって気持ちいいし、誇らしいものよ。
👧 なるほど。
🧑 それに、そもそも自分がどうありたいかということをちゃんと考えていない人も結構いるのよ。だけど、自分がどうありたいかということをまずしっかり考えて、それに沿った行動を積み重ねていくことが大事なのよ。
👧 はい。私、患者さんに楽になってもらえることを大切にする看護師であります！
🧑 うん！ 自分のありかたが定まったら、それに基づいてどんな行動ができるか、しっかり探究して、実践してね。
👧 はい、やってみます！
🧑 Good！ しっかりね！

「Be」「Do」「Have」

　私たちは、何か得たい結果（Have）があるとき、まずは知識や情報などを手に入れて（Do）、いろいろなことを試してやってみて（Do）、そうなっていたらいいな（Have）と思います。ダイエットを例に挙げれば、痩せたいなと思って（Have）、はやりのダイエット方法を試してみるわけですが（Do）、残念ながら試した全員が痩せるわけではありません。理由はあきらかで、三日坊主になったり、反動でドカ食いしてしまったりして（Do）、ダイエットが続かないからです（図-①）。

　では、実際に結果を出している人はどうなのでしょうか。モデルの生活を想像してみてください。彼女たちは、美しいボディーラインをキープすることに立場をとっています（Be）。ボディーラインをキープするためのトレーニングをし、姿勢を保ち、体のラインがきれいに見える洋服を選びます。健康のために食材を吟味して、調理して、時間をかけて食べます（Do）。その結果、あの美しいボディーラインが維持できているわけです（Have）（図-②）。

　モデルを例に出しましたが、特別な才能のある人だけが結果を出せるというわけではありません。たとえば多くの母親は、「自分がこの子を育てる」というBeがまずあります。はじめてでわからないことだらけでも、調べながら

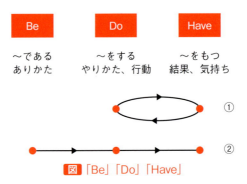

図 「Be」「Do」「Have」

必死に育てようとします。BeがDoを引き出し、育てているうちに子どもは成長するのです（Have）（図-②）。

同じように「患者さんにすこしでも楽になってもらいたい」と思っているユウミさん（Be）があれば、そのありかたに基づいた行動がとられ、患者さんがすこしでも楽になっているという結果が生まれるのです。

人にはいくつものBeがある

一人の人のなかには複数のBeがあります。社会の一員であるという面だけでみても、「子どもである」「姉（妹）である」「社会人である」「職業人である」「役職者である」「妻である」「親である」をいろいろもっている人もいます。また、Beは増えたり減ったりしますね。ですから、状況に応じて相応しいBeから行動をとることが大切です。たとえば、職場において学生としてのBeから行動している新入社員は役に立ちません。また、家庭で管理職としてのBeから対応すると、家族は部下ではありませんから、家族は不満に思います。仮にあなたが教師であったとしても、家庭においては子どもに対しては「母親」としてのBeから行動をとり、職場と切り離さなければなりません。

人はBeが増えると、そのBeに相応しいありかたを探究し、その場その場に合ったBeから適切な行動をとることが望まれます。

「Be」「Do」「Have」の一致

ありかたは、人の軸になる部分です。ありかたがしっかりしていると、そのありかたに基づいたところから行動が自然に起こり、結果へとつながります。そして、Be、Do、Haveにずれがなく、一致していることになります。Be、Do、Haveが一致している人は、インテグリティー（integrity）がある人でもあります。インテグリティーとは誠実さです。その人がどうあるかということと、どうある人の行動か、というところが一致していることは誠実ですよね。みなさんの信頼できる人も、インテグリティーがある人ではないでしょうか。もしくは、仮にBe、Do、Haveが一致していなかったとしても、

一致させようと取り組んでいる人は、それはそれで誠実です。

　できている、できていないという評価を怖がらずに探究してみてください。みなさんは、どんな自分であろうとしていますか？　どうある自分から行動していますか？　そのためになにかできるとしたら、なにがありますか？　しっかり取り組んでみてくださいね。

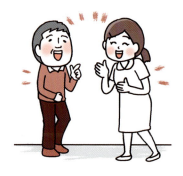

脱・他人任せ！ 進む道は自分で決める
【自分次第】

ユウミはこれまで人に合わせることを嫌だと思ったことはありませんでしたが、最近、友人や親、先輩から言われたことに対して気乗りがせず、相手に合わせた返事をしている自分にモヤモヤしてきました。

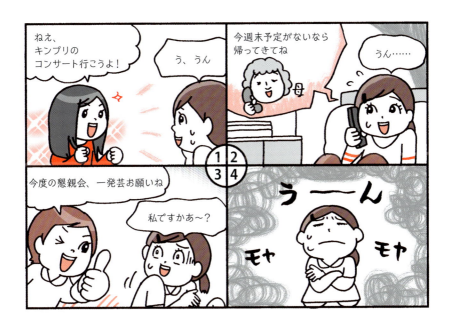

- コーチ。私、わりと人に合わせることが多くて、これまではそれがとくに嫌じゃなかったんです。でも最近、相手と違う意見だと言葉を飲み込んじゃっている自分に気づいて、違和感を覚えはじめました。
- そっかあ〜。人に合わせてあげられるのもユウミさんの強みだね。そして、最近は違う意見だと言葉を飲み込んじゃっている自分に気づいたのね。それも、自分を感じ、観察しているからこそ気づくようになったのよね。

🙍 あと、相手が求めている私をなんとなく察知して、それに合わせて自分を出している感じがして、しんどくなってきました。

🙎 そう。そりゃあ、素直に自分を出せなくて、相手が求めている自分を出そうとするとしんどいよね。

🙍 私、無理していますね。

🙎 そうね。いつもじゃないだろうけれど、相手が求めている自分を出しているのは相手次第になっているよね。

🙍 相手次第……。

🙎 そう。相手に合わせて、そこには自分がないの。

🙍 そうなんだ……。

🙎 でも、相手から求められたことでも、そのほうがいいと自分が思って、自分で選んでするんだったら、それは自分次第かな。

🙍 う〜ん。相手に求められたことが自分にとって嫌じゃないときは、自然な感じで、自分で選んでいる感覚はないかも。

🙎 そうなのね。もっというと、軸足が自分にあって、「自分はこうすることでこんなふうにしたい。だから、そうする」っていうのが、真の自分次第ね。

🙍 なるほど。でも、それって自分勝手じゃないですか？

🙎 んっと、自分勝手と自分次第は違うわ。自分勝手は他人や場のことは顧みず、自分の都合だけを考えて好き勝手にする感じだけれど、自分次第は他人や場のことも考慮に入れて自分の意図から選択していく感じかな。

🙍 ふ〜ん。私、そこを混同していたから、自分次第になったらダメなような気がしていたけれど、自分次第になってもいいんですね。

🙎 もちろんよ。ユウミさんの人生の主導権はユウミさんにあるの。だから、自分次第で生きてみて。

🙍 そうですね。でも、自分の意図から選択していくのって、ちょっと勇気がいります。これでいいのかなと不安だったり、人にどう思われるのか気になったり……。自分に自信がないからかな。

🙎 そっかあ〜。それは、いままでそうしてこなかったからかも。そんなふうに自分が感じていることを評価せずにただ受け取ってみて。そして、意図から選択することを試してみたらどうかな。

🙍 はい。やってみます！

🙎 Good！ しっかりね！

自分次第とは

「自分次第」とはどういうことでしょうか。ピンときますか？

そもそも自分というものがわからなかったり、自分について考えたこともなかったりするかもしれませんね。ここでの「自分」とは、「意図」（44ページ参照）や「ありかた」（148ページ参照）のことです。なかには、この「自分」を自分の「感情」や「嗜好」、「反応」だと思っている人もいるかもしれません。私たちは反射的に、「腹立たしい」（感情）と思ったり、「好き」（嗜好）と思ったり、「わあ〜〜〜〜」（反応）と感じたりします。それらは自分のなかにあるものですが、それらが自分だと思ってそこに基づいて行動すると、自分自身がぶれぶれで、自分が自分に振り回されたりします。だって、感情や嗜好、反応というのは、その場その場の状況や刺激によって揺れ動くものですから。もしそれらに基づいている自分だったら、いま「感情次第になっているな」「嗜好次第だな」「反応次第だな」と、自分をただ受け取ってあげましょう。そして、そこから「自分次第」に戻っていけばよいだけです。「自分次第」とは、自分の意図やありかたに基づいて選択し、行動していくことです（図）。

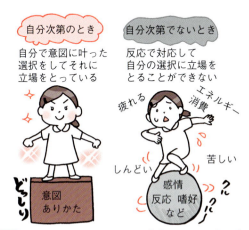

図　自分次第である場合と自分次第でない場合の違い

「自分次第」は自分のために活用しよう

　日常生活のなかで、私たちは「自分次第」でいるより、「他人次第」や「環境次第」でいるほうが楽なこともあるでしょう。職場の人や家族、友人とのかかわりのなかで、周囲に合わせたり、任せたりしているほうが波風が立たず、平穏に過ごせるかもしれません。そのことに自分がストレスを感じないならそれはOKですが、自分を押し殺してストレスを感じているのであれば、ぜひ違いを創りましょう。自分を表現することで、周囲と摩擦が起き、そのぶんエネルギーを使うこともあるかもしれませんが、前とは違った環境を「自分次第」で創ることはできます。そのままでいるのか、違いを創るのか、それも「自分次第」で決めていけばよいことです。

　そうはいっても、働いていると「上司次第」や「患者さん次第」になることが多々あるでしょうし、そうしなければならないこともたくさんあるでしょう。また、自分ではどうしようもない「社会」や「環境」、「時代」など世の中の影響も受けたりします。ただその与えられた「状況」や「環境」のなかで、「自分次第」という観点からみたとき、自分にとっての打開策や心地よく過ごすためのヒントを発見できるかもしれません。

　たとえば、感情が激しく揺れ動き周囲への風当たりがきつい上司の下で働いていても、相手の感情に左右されてこちらまで振り回されるのではなく、自分は「自分次第」でやるべきことをしっかり実行したり、毎日言うことが違っている患者さんであっても、自分は「自分次第」でそのときそのときに新鮮な気持ちで適切な対応をしたりなど、自分の立ち位置を「自分次第」に置くことで、外側からのストレスも軽減されるでしょう。

　私たちは、とかく相手を、自分ではないものを、なんとかしたくなるものです。しかし、他人や環境というのは、自分ではどうしようもないことが多いものです。また、そんなものに身を任せているとリスクがつきまといます。そして、「○○さんのせいでこうなった」「病院のせいでこうなった」と言っても、被害が降りかかってくるのは自分であり、すべてを引き受けることに

なるのも自分です。そうなることはできるだけ避けたいですよね。

　人は、自分のことであれば自分でなんとかできるものです。だからこそ、この「自分次第」という観点を活用して、みなさんが自分の人生を自分のためによりよくしていっていただければと心から願っています。

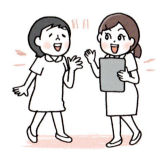

自分に起こることがいまの自分に必要なコトを教えてくれる
【世界からのメッセージ】

ユウミは最近、通勤中の電車内や職場で、頭をぶつけることが続いています。ぼーっとしていたというわけでもないのに頭をぶつけてばかりで、自分でもイライラしてきました。

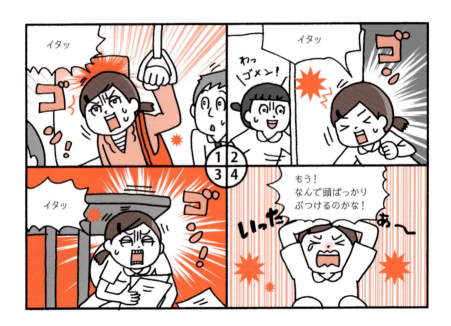

- 私、最近、頭をぶつけることが多いんです。
- あら〜。
- いままでそんなことはなかったのに、最近はなんで頭ばっかりぶつけるんだろうって、ちょっと自分にイラッてきています。
- そうなんだ。ユウミさん、なにか心当たりはある？
- 心当たり？ いえ、たまたまだと思いますけれど、あまりにも続くのでちょっと

気持ち悪くて……。
- そうね。もちろん、たまたまかもしれないけれど、ほかにもいろんな見方があってね。たとえば、頭をぶつけることが続いているのは、世界がユウミさんになにかメッセージを伝えているのではないかって考えてみるとどう？
- え〜、世界が私にメッセージですか？ なんですか？ それ。
- 世界がユウミさんになにを「見ろ、しろ、扱え」と言っているのかという観点からみてみると、なにか気づくことがあるかもしれないっていうことよ。
- う〜ん、世界が……。
- そう。たとえばね、私、学生時代の古い友人や昔の職場の人から連絡がくることが続いたの。それまで、その人たちとは年賀状のやりとりくらいだったのに、なぜいま、昔交流があった人たちから連絡がくるんだろう、これって世界は私になにを言っているのか、と探究したことがあったの。
- へえ〜。
- そのころね、私、前に進むことばかりに夢中になっていて、意識が前に前にって感じで、過去を振り返ることもなかったのよ。だから、「ああ、私、前ばっかりみてたな、過去に自分がしてきたこともちゃんと受け取らないとな」って思ったの。
- ふ〜ん。
- そしたらね、過去に自分がやってきたことでいまも活かせることがみえてきて、役に立ったのよ。
- そうなんですか〜。
- だから、現実に起きた事象を違う観点からみてみると、新しい気づきがあったりするのよ。
- そっか〜。じゃあ、頭をぶつけることが続いているっていうのは、たとえば、パラダイムの淵に当たっているっていうことかな。
- ほお〜。なにか思い当たることがある？
- はい。最近、いままで参加したことのない研究会の人に声をかけられたり、新しい友だちができたり、行ったことのない場所に旅をしようと誘われたり、やったことのない習い事をはじめようかと思っていたりしたんです。
- なるほど。そうかもね。
- はい。だとしたら、私、いいところにいるんですね。歩みを止めないで、このまま自分のパラダイムを破っていきます！
- Good！ しっかりね！

世界からのメッセージ

　住んでいるマンションのベランダ前に大きな木があり、その木のおかげで、窓からの景色は緑一色。私は街中に暮らしているにもかかわらず、森の中に住んでいるかのような気持ちで毎日癒されていました。それが2018年の夏のこと、台風で根元からその木がボキッと折れ、景色が一変したのです。いままで見えなかった空や遠くの景色、よそのマンションやビルも見えるようになりました。最初は、大切な木が折れたことがショックなのと、部屋の中が外から丸見えになってションボリしていました。ですが、しばらくして「世界は私になにを見ろ、しろ、扱えと言っているのか」と探究しはじめました。私に湧いてきたのは、「もっと自分をオープンにして、視野を広げろ、世界を広げよ」と言われているのではないか、という思いでした。それまでは緑に囲まれて自分を隠し、かかわる範囲を積極的に広げていないように思えたからです。

　「世界からのメッセージ」というのは、現実に起きた事象に対して「世界はなにを見ろ、しろ、扱えと言っているのか」という観点から、自分に必要なエッセンスを探究することです。あくまで現実を扱っています。私の師匠は、ある帰り道、酔っ払いに会うことが続いたそうです。そのとき、この観点から探究すると、師匠はそのころ、テレビやマスコミにも登場しはじめていて、自分が調子にのって「自分に酔っている」と気づいたそうです。それで気を引き締め直し、仕事に取り組んだそうです。

　たとえば、歩いていたら物につまずいた、上履きに穴が開いていた、先輩の靴下が破れていた、目の前の患者さんが足をくじいた、ヒールのかかとが取れたなどの現象が続いたときにこの観点から探究すると、「足元に注意しろ、基礎を大事にしろ」ということかもしれないと、わが身を振り返ることもできます。

　また、患者さんに質問してもはっきり答えてもらえなかったり、後輩が遠回しな発言をしてきたり、同僚に目をそらされた、上司に尋ねてもどこか上

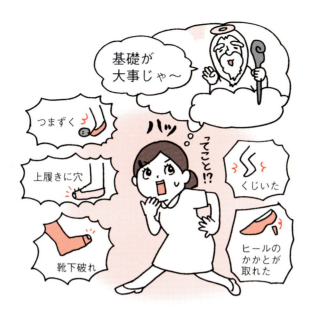

の空だった、友だちに隠し事をされたなどの現象が続いたとき、「自分自身が正直に気持ちをもち出せていないことはないか、人が正直になりにくい雰囲気をつくっていないか」と自分を探究することで、それまで気づいていなかったことを発見して、現場の取り組みにも活かすことができるでしょう。

つねに起きてくる事象の反応をみる

　私はこの問いかけを知って、なにかにぶち当たって立ち止まったときには、自分自身によく問うています。この質問を自分に問うことによって、それまでの自分では気づかなかったことに気づいたり、新しい観点が見えたりするからです。

　ただ気をつけないといけないのは、自分で自分に問うて自分で出した答えですから、その答えが本当に機能しているのかどうかは、その後の自分の行動と、そこから起きてくる現実社会からの反応をみながら確認していかなけ

ればなりません。そうでないと、独りよがりの偏りがあったり、ただの想像上のものになったりしてしまいます。この問いはミステリアスなものでも、オカルトチックなものでもなく、現実に役立つ大局的な観点を自分に授けてくれます。

　私は、プロセス指向心理学のワークショップに参加したくて出席した学会で、たまたま糖尿病患者さんに向き合っている数名の医師の発表を聴きました。そのとき、私が専門にしているコミュニケーションのセンスが役立つと直感したことと、糖尿病の祖母をなんとかしたいという思いが自身のなかにあったことから、これは「世界は私に糖尿病診療に役立つことを見ろ、しろ、その分野を扱え」と言っているのだと思い、実際にその分野に取り組みはじめました。その結果、生活習慣病診療にからめた著書の執筆につながり、その分野にコミュニケーションセンスを提供していくことになったのです。

　みなさんも、自分に「世界はなにを見ろ、しろ、扱えと言っているのか」と探究し、現実の社会で取り組み、そして、その結果やってみてどうかを観察しながら、ぜひ試してみてください。この質問は、自分自身に思いがけないプレゼントを与えてくれるでしょう。

未来の自分のために、未来の自分をいまここで宣言する
【コミットメント】

ユウミはここ最近、立て続けに患者さんから相談されることがありました。旅行透析や腹膜透析、残りの人生について相談され、まだまだ勉強すべきことが多いと気づき、気が重くなってきました。

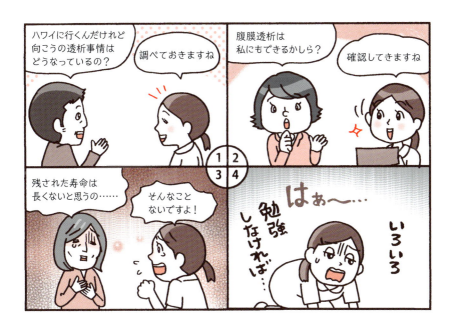

- ああ〜、やることがいっぱいで、たいへん……。
- どうしたの？
- 透析ナースは患者さんの全身状態をみれないといけないし、海外や自宅で透析したい人のサポートとか、終末期のケアとか、学ばないといけないことが山積みなんです〜。
- そうね、たくさんあるわね。

🙂 はい。いろいろやらないといけないことに押しつぶされそうで……。
👩 そっかあ。ねぇ、ユウミさん。コミットメントして取り組んでみてはどうかな？
🙂 コミットメント？
👩 そう。コミットメントというのは、「私は〇〇します」って、他人にもオープンに宣言して、そのことに取り組むことよ。たとえば、「私は半年以内に、終末期のケアをマスターします」とか。
🙂 え〜、イヤです。そんなこと言って、できなかったら恥ずかしいもん。
👩 ユウミさん、できそうにないって思っているの？
🙂 だって、終末期のケアなんて奥深いことなのに、半年でマスターするなんて無理ですよ〜。
👩 うん、別に半年でマスターしなくてもいいのよ。コミットメントは、そうなるように取り組むことが大事で、結果は二の次よ。
🙂 気が進まないなあ……。
👩 そう。ユウミさん、たとえば「オリンピックで金メダルを取ります」って言って取り組んでいる選手は、結果がどうであれ、かっこよくない？
🙂 そりゃ、かっこいいです。でも、私には無理です。
👩 それがパラダイムだったり、抵抗だったりするのよね。
🙂 そうかもしれませんが……。
👩 ユウミさんがいま思っていること、受け取りました。コミットメントは人に言われたからするものではないし、みずから発するものだから、無理する必要はないよ。じつは、私もコミットメントをするのはそれほど好きじゃないの。
🙂 えっ、コーチも!?
👩 そうなの。でもね、そんな自分のまま、いろいろなコミットメントをしてきて、自分のコミットメントに自分が引っ張られて成長につながったの。
🙂 そうなんだ。
👩 それにいままでたくさんの人のコミットメントを受け取ってきて、その人たちが自分のコミットメントに引っ張られていく様子を間近で見させてもらって、触発されたの。
🙂 なるほど。
👩 コミットメントは活用するものだから、ユウミさんが「やってみてもいいかも」って思ったら試してみて。
🙂 わかりました！
👩 Good！しっかりね！

「コミットメント」が自分のありかたを大きくする

　ユウミさんとコーチとのやりとりで出てきた「コミットメント」は、「やらねばならぬ。しないといけない」というような"義務"の意味合いではなく、営業などでよく使われる"ノルマ"の意味合いでもありません。「私は○○します」と言うことによって、自分で自分を「それをする人」と扱う、自分をそう見る、自分はそう生きていく、というような意味合いになります。

　たとえば、車を10台売るのがノルマの営業の人にとって、「私は車を10台売ります」という宣言はノルマの意味合いが強くなるでしょう。では、「私は車を20台売ります（ノルマは10台だけれど）」だとどうでしょうか。目標が倍になりました。実際に売れるかどうかはやってみないとわかりませんが、アポを取ったり、説明に行ったり、なんとか結果を出そうとするのではないでしょうか。また、「私は車を100台売ります（ノルマは10台だけれど）」だとどうなるか想像してください。ちょっとがんばれば売れる数字ではないのが明白です。自分を100台売る自分だと扱ったとき、売りかたや売る相手、自分の行動や意識、すべてを変える必要があることがわかります（図）。そして、達成は必ずしもしなくていいのです。100台売ると言って20台売れたら、コミットメントした価値があります。これがコミットメントの効果なのです。

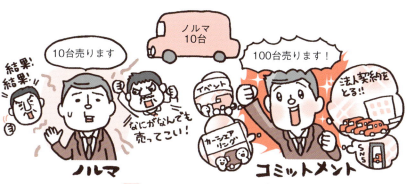

図　ノルマとコミットメントの違い

すこしワクワクしてきませんか？

　私たちは目標を立てるときに、「できなかったら恥ずかしい」と思うからか、自分を小さく扱い、自分にできそうなことだけを言いがちです。逆に夢を語るときは「なったらいいな」「〜になりたい」と、願望で終わらせてしまいがちです。それって、じつはもったいないことなのかもしれません。コミットメントは、できるかどうかはわからないことを言い切ることで機能します。たとえば、「人間が空を飛ぶ」というのは一見不可能なことです。ですが、そうコミットメントして、たくさん失敗して、犠牲も払ってきた人たちがいるからこそ、現在飛行機が当たり前の世の中になっているのです。日常生活において言い切るというのは、日本人はとくに苦手だといわれています。「〜する」と言い切るのではなく、「〜しようと思います」と無意識に言ってしまうのです。思っているだけで、できる人もいるかもしれませんが、実行に移せないままのこともあるのではないでしょうか。仮にできなくても誰にも責められないとしたら、あなたはなにをコミットメントしたいですか？　やってみたかったことや、行ってみたい場所はありませんか？　ぜひ考えてみてください。

相手の発言をコミットメントとして受け取る

　誰にも責められないからという前提があれば、コミットメントしたいことが思い浮かんだ人もいるかもしれません。では、誰にも打ち明けずにコミットメントしたら成功するかというと、そうではなく、挫折しがちです。コミットメントは、受け取ってくれる人がいると、実現していくパワーが倍増します。ですから、あなたも周りの人の発言を、コミットメントとして受け取ってみましょう。たとえば「来年、結婚したい」と言われたら、「彼もいないのに」と言わずに「そうなんだ。出会いを増やす工夫をなにかしているの？」と聴いてみましょう。「管理職試験、受けてみようかな」と言われたら、「まだ早い」なんて言わずに「いいですね。私に協力できることがあったら言ってください」と受け取りましょう。「3ヵ月で10キロ痩せるよ」と言われた

ら、「先月も言っていたよ」なんて言わずに「わかったわ。痩せて海に泳ぎに行こうね」などと言ってみてください。そのときに、心のなかで「相手はそれをやる人だ」と思いながら伝えることが大事です。

　あなたの受け取りかた次第で、相手の行動に変化が現れるかもしれません。ぜひ試してみてください。そして、あなたもコミットメントできる相手を見つけてください。相手が見つからない場合は、本書の感想として私に手紙を書いてくれてもいいですし、私のホームページ（http://newtoral.com/）を検索してコミットメントしてくれれば受け取りますよ。

＊　＊　＊

　さて、ユウミさんもコミットメントする気になったようです。見てみましょう。

🧑 コーチ、私、コミットメントしたいことができました！
🧑 そう。どんなコミットメント？
🧑 3つあるんですけれど。
🧑 おおっ！ なあに？
🧑 1つ目は、海外の透析事情にくわしくなります。2つ目は、自宅で透析を受けたい人のサポートができるようになります。3つ目は、終末期のケアをマスターします。
🧑 受け取りました。ユウミさん、コミットメントをするときに、期限や具体的な内容を入れると、より明確に達成に近づくよ。
🧑 じゃあ、期限はどれも1年にします。1つ目は、まずはアメリカの透析事情にくわしくなって、患者さんに尋ねられたらすぐに答えられるようになります。2つ目は、腹膜透析や在宅血液透析について勉強して、研究会にも参加します。3つ目は、終末期に向かう患者さんに寄り添えるように、終末期の医療をしっかり学んで、どのような最期を迎えたいか患者さんの希望を聴いたり、ほかのスタッフとそれを共有したりするようにします！
🧑 Good！ しっかりね！

引用・参考文献

1) 山本美保ほか. 生活習慣病診療に役立つ受容と和みのコーチング：コーチングセンス10の対応法. 岸英光監修. 京都, クリエイツかもがわ, 2015, 160p.

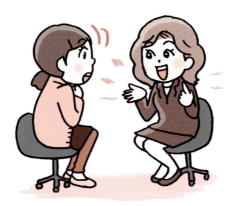

おわりに

　本書を最後まで読んでくださり、ありがとうございました。

　医療現場というのは、診療科によって命にかかわる緊迫感に差はあるものの、どの職業よりも命を預かってくれている場所ではないでしょうか。そのうえ、いまや専門の業務とともに、コミュニケーション能力もよりいっそう求められています。そんななか毎日働いてくださっているみなさんには頭が下がります。

　私事になりますが、一昨年、約1年半の闘病生活を経て18歳の甥がこの世を去りました。本人も身内も地獄のような信じがたい日々のなか、医療知識のない私たちと医療従事者とをつなぐコミュニケーションは欠かせない存在でした。とても対処しきれない思いを抱えた患者や家族たちとどのようにかかわるのかということを、医療従事者側も突きつけられた日々だったことでしょう。いまも甥という存在が私に伝えてくれたことを私はまだ理解できていませんし、果たして理解できるのかさえわかりません。ただ、コミュニケーションを生業にしている者として、その意味を探究し、この世界に伝えていく使命はあると思っています。患者と医療従事者を、ともに力づけられるコミュニケーションを。

　本書は、これまで私にかかわってくださったすべての方々との交流のおかげで、書くことができました。うれしい交流も、意に沿わない交流も、私に気づきを与えてくれました。コミュニケーションに悩んでいた私が、パラダイムシフトコミュニケーション®の師匠である岸英光さんに出会い、多くのことを学び実践していくなかで、私のとらえかたが変わり、行動が変わりました。行動が変わると、現実に起きてくることも変わり、自分の人生が動きはじめました。分刻みのお忙しいスケジュールのなか、原稿を鋭く監修してくださった岸コーチに感謝しています。

また、『透析ケア』誌での連載時からたいへんお世話になり、編集のプロとしてのありかたがカッコいいメディカ出版編集者の田中習子さんのサポートで、本というかたちに仕上げていただき感謝しています。イラストレーターの藤井昌子さんも、私の細かい注文に応えてくださり、豊かな表現力で要点が伝わるイラストに仕上げてくださいました。感謝しています。

　そしてなにより読者代表としての立場をとって、誰よりも早く原稿に目を通し、読者に伝わるようにと親身になってフィードバックをしてくれた杉本慎子さん。あなたがいなければ、毎月連載を書き続けることはできませんでした。本当にありがとうございました。

　それから、いつもどんなときも私を応援してくれている家族に、心から感謝を述べたいと思います。

　最後に、本書を読んでくださったみなさんが、コミュニケーションセンスを探究することで、日ごろの人間関係がすこしでも楽になって、人間関係に左右されずに、自分のしたいことを自分らしく実行していかれますよう、心から意図しています。

Newとらる co. 代表
山本美保

索　引

欧　文

Intentionalメッセージ的聴きかた‥55
Intentionalメッセージの特徴‥‥‥53

あ

悪化‥‥‥‥‥‥‥‥‥‥‥‥87

い

怒り‥‥‥‥‥‥‥‥‥‥‥‥79
　─の前にあるさまざまな感情‥‥80
意図‥‥‥‥‥‥‥‥‥44, 52, 82
　─の違いにより変化する行動‥‥48
インテグリティー‥‥‥‥‥‥‥151

う

受け入れる‥‥‥‥‥‥‥‥‥28
受け止める‥‥‥‥‥‥‥‥‥28
受け取る‥‥‥‥‥‥‥‥‥‥28
噂‥‥‥‥‥‥‥‥‥‥‥‥‥39

え

笑顔のポイント‥‥‥‥‥‥‥17
エンカレッジ‥‥‥‥‥‥‥‥138
エンパワー‥‥‥‥‥‥‥‥‥138

か

価値観‥‥‥‥‥‥‥‥‥‥‥92
　─の枠組み‥‥‥‥‥‥‥‥92
可能性‥‥‥‥‥‥‥‥‥‥‥125

き

共感‥‥‥‥‥‥‥‥‥‥‥‥32
　─の段階‥‥‥‥‥‥‥‥‥35
距離感‥‥‥‥‥‥‥‥‥‥‥17

こ

肯定のIntentionalメッセージ‥‥54
行動的抵抗‥‥‥‥‥‥‥‥‥103
声‥‥‥‥‥‥‥‥‥‥‥‥‥18
ゴシップ‥‥‥‥‥‥‥‥‥‥37
言葉としてのパラダイム‥‥‥‥95
コミュニケーション‥‥‥‥‥‥16
　─ライン‥‥‥‥‥‥‥‥‥69

し

視覚的情報‥‥‥‥‥‥‥‥‥16
思考的抵抗‥‥‥‥‥‥‥‥‥103
自己弁護‥‥‥‥‥‥‥‥‥‥87
姿勢のポイント‥‥‥‥‥‥‥16
視線‥‥‥‥‥‥‥‥‥‥‥‥16
支配‥‥‥‥‥‥‥‥‥‥‥‥88
社会的抵抗‥‥‥‥‥‥‥‥‥104
醜聞‥‥‥‥‥‥‥‥‥‥‥‥39
情緒的抵抗‥‥‥‥‥‥‥‥‥102
身体的抵抗‥‥‥‥‥‥‥‥‥103
心理的抵抗‥‥‥‥‥‥‥‥‥103

す

ストレス･･････････････････114
　―耐性････････････････114

せ

正当化････････････････････87
生理的抵抗･･････････････102
責任･････････････････････113

た

第二感情･････････････････79
第一感情･････････････････80
脱支配･･･････････････････88

ち

聴覚的情報･･･････････････18

て

抵抗表現････････････････102
　―の種類･････････････102
デマ･････････････････････39

と

同意･････････････････････33
同感･････････････････････32
同情･････････････････････33

の

ノルマとコミットメントの違い･･165
ノンバーバルコミュニケーション･･14

は

パーソナルスペース････････17
パートナー･･･････････････68
　―シップ･････････････66
バイタリティのサイクルが回る条件
　･････････････････････132
パラダイム･･････････････101

ひ

否定のIntentionalメッセージ･･･55

ふ

ブレインストーミング･･････125
分別･････････････････68, 119

へ

ペーシング･･･････････････18

ほ

放言･････････････････････39
ほめることの問題点･･･････61
ほめると認めるの違い････60

ま

マズローの欲求5段階説･････63

め

目線･････････････････････17
　―が相手に与える印象･･･17

よ

予防のIntentionalメッセージ･･･55

り

理解･････････････････････33
流言･････････････････････39

173

監修者・著者紹介

岸英光 (きし・ひでみつ)
コミュニケーショントレーニングネットワーク®統括責任者・主席講師／岸事務所代表

1963年東京生まれ。企業にてマーケティング企画・技術開発・営業・システム開発などを手がけると同時に、最新のコミュニケーション・各種能力開発などのセミナー・トレーニングに参加。独立後、数多くのプロジェクトに携わり、人や組織のパラダイムシフト、コミュニケーションや能力開発に関するあらゆる分野のセミナー・全国各地での一般向け連続講座をはじめ、講演・研修・出版・執筆活動などを展開。各種メディアで紹介される。機能するコミュニケーションを日本の文化にするべく精力的に活動中。

［著書］
「ほめない子育て」で子どもは伸びる：声かけをちょっと変えただけで驚くほど変わる（2010年、小学館）
課長塾® 部下育成の流儀（2013年、日経BP）
テクニックを超えるコミュニケーション力のつくり方（2014年、あさ出版）など多数

［連絡先］
コミュニケーショントレーニングネットワーク®（http://communication.ne.jp/）

山本美保 (やまもと・みほ)
Newとらる co.代表

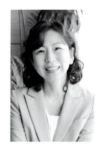

大阪府出身。甲南女子大学文学部人間関係学科卒業。コーチ、コミュニケーション講師、パラダイムシフトコミュニケーション®トレーナー、内分泌糖尿病心理行動研究会アドバイザー。法律事務所、岸和田市立女性センターに勤務後、2006年にNewとらる co.を設立。「一人ひとりが本来の自分の力を発揮できる社会づくり」を理念に、医療・教育・ビジネス・福祉・介護などの幅広い分野でコミュニケーションに関する講演・研修、個人セッションや執筆活動を行っている。

［著書］
医療における心理行動科学的アプローチ：糖尿病・ホルモン疾患の患者と家族のために〜（2009年、新曜社、中井吉英監修、内分泌糖尿病心理行動研究会編）
生活習慣病診療に役立つ受容と和みのコーチング：コーチングセンス10の対応法（2015年、クリエイツかもがわ、岸英光監修、深尾篤嗣共著）など

［連絡先］
Newとらる co.（http://newtoral.com）

本書は小社発行の雑誌『透析ケア』第23巻（2017年）1号〜第24巻（2018年）12号に掲載された連載「対話スキルを磨いて円滑コミュニケーション♪透析スタッフのためのコーチング入門」をまとめ、大幅に加筆修正し、単行本化したものです。

医療現場の人間関係につまずき
「ナース向いてないかも…」と思う前に
試してみたいコミュ力アップ術25

2019年4月5日発行 第1版第1刷

監　修　岸　英光
著　者　山本　美保
発行者　長谷川　素美
発行所　株式会社メディカ出版
　　　　〒532-8588
　　　　大阪市淀川区宮原3-4-30
　　　　ニッセイ新大阪ビル16F
　　　　https://www.medica.co.jp/
編集担当　田中習子
編集協力　加藤明子
装　幀　創基　市川竜
イラスト　藤井昌子
印刷・製本　株式会社廣済堂

© Miho YAMAMOTO, 2019

本書の複製権・翻訳権・翻案権・上映権・譲渡権・公衆送信権（送信可能化権を含む）は、（株）メディカ出版が保有します。

ISBN978-4-8404-6858-9　　Printed and bound in Japan

当社出版物に関する各種お問い合わせ先（受付時間：平日9：00〜17：00）
●編集内容については、編集局 06-6398-5048
●ご注文・不良品（乱丁・落丁）については、お客様センター 0120-276-591
●付属のCD-ROM、DVD、ダウンロードの動作不具合などについては、
　デジタル助っ人サービス 0120-276-592